AF318347

QU'EST-CE QUE

L'ALBUMINURIE?

OU DE SON ANALOGIE

AVEC LES SÉCRÉTIONS SÉREUSES, SÉRO-PLASTIQUES

ET LES HÉMORRHAGIES

QUI SE FONT SOIT A LA SURFACE, SOIT DANS L'ÉPAISSEUR

DES ORGANES

PAR LE Dr LÉON GERME

Ancien interne des hôpitaux civil et militaire d'Arras.

> L'albuminurie n'est point un phénomène spécial
> aux reins ; ce fait a son analogue dans toute l'éco-
> nomie ; il se passe partout où il y a des vaisseaux.
> L'affection spéciale décrite sous les noms de *né-
> phrite albumineuse, maladie de Bright*, etc., est
> une œuvre à laquelle l'imagination a prêté autant
> que l'observation.

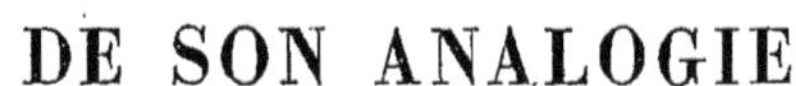

PARIS

ADRIEN DELAHAYE, LIBRAIRE-ÉDITEUR

PLACE DE L'ÉCOLE-DE-MÉDECINE

1864

QU'EST-CE QUE

L'ALBUMINURIE?

OU DE SON ANALOGIE

AVEC LES SÉCRÉTIONS SÉREUSES, SÉRO-PLASTIQUES

ET LES HÉMORRHAGIES

QUI SE FONT SOIT A LA SURFACE, SOIT DANS L'ÉPAISSEUR

DES ORGANES

CHAPITRE Ier.

CONSIDÉRATIONS PRÉLIMAIRES.

En entreprenant ce travail, ma seule préoccupation est d'être utile et d'être vrai. Pour arriver à ce but, je ne tiendrai aucun compte des considérations qui pourraient m'en détourner; j'agirai avec toute l'indépendance que donne l'amour de la vérité. Il m'arrivera sans doute de froisser quelques opinions, quelques croyances; je le regrette; mais, tout en ayant le plus grand respect pour les hommes qui travaillent, je n'y vois pas de motifs suffisants pour m'obliger à taire ce que je pense être vrai. D'ailleurs, discuter librement les idées émises par les hommes recommandables, les apprécier telles qu'elles sont, c'est la meilleur estime que l'on puisse leur accorder.

Cependant, quelque avouable que soit ce but, il faut bien reconnaître que trop souvent encore on critique et on condamne la conduite qui doit y mener. Les hommes habitués à penser d'emprunt, comme dirait Zimmermann, souffrent difficilement que l'on s'attaque à l'objet de leurs croyances. Dans leurs convictions, d'autant plus fortes qu'elles sont moins éclairées, ils n'admettent aucun raisonnement; tout ce qui tend à les ébranler les chagrine. Ils repoussent systématiquement ce qui est contraire à leurs opinions, s'imaginant qu'il n'y a de vrais dieux que ceux qu'ils adorent. Avec de telles dispositions d'esprit, leur mépris pour les idées opposées aux leurs s'étend bien vite aux personnes qui les émettent, et avec d'autant plus de rapidité que ceux qui ont osé élever la voix sont plus jeunes. N'ayant jamais que l'*autorité* pour arbitre, ils sont persuadés que l'on n'a le droit d'être vrai que lorsque l'on est âgé et élevé en position sociale. Ces préjugés, quoique moins en faveur qu'autrefois, ne laissent pas que d'arrêter encore l'essor de quelques intelligences. Aussi doivent-ils être repoussés par tous ceux qui ont à cœur le progrès; on doit s'en affranchir et les braver sans hésiter. C'est avec ces dispositions d'esprit que je commence l'étude de l'albuminurie et des phénomènes qui l'accompagnent ; sujet encore des plus embrouillés et des plus controversés.

Avant d'entrer dans l'exposé des vues générales et des matières qui vont faire l'objet de ce travail, ainsi que du plan que je vais suivre, je crois utile de jeter un coup d'œil historique sur la question et de voir où en est la science sur ce point.

De tout temps, on a observé l'hydropisie ; mais l'interprétation de ce phénomène varia suivant les époques. Tantôt on le rapporta aux lésions du foie, tantôt à celles des autres viscères de l'abdomen, tantôt aux altérations du sang, à l'atonie des vaisseaux, aux obstacles à la circulation sanguine, ou bien à l'obstruction des glandes ou au relâchement des vaisseaux lymphatiques, etc. etc. On vacillait ainsi depuis bien longtemps sur les explications des infiltrations et des épanchements séreux, lorsqu'en 1770, Cotugno, se livrant à l'analyse chimique des divers liquides de l'économie, découvrit dans l'urine un principe coagulable, l'albumine. Un peu plus tard, Cruickshank, en 1798, et Darwin, en 1801, constatent également de l'albumine dans les urines. Selon la remarque de M. Rayer, l'albuminurie était alors généralement regardée comme un phénomène critique, comme le passage du liquide de l'hydropisie à travers les reins.

En 1812, Wells trouve de l'albumine dans l'urine de sujets atteints d'anasarque, suite de scarlatine. Il observe le même principe dans d'autres hydropisies et fait voir qu'elles s'accompagnent quelquefois de lésions rénales. Un an après, Blackall, poursuivant les mêmes recherches, divise les hydropisies en deux classes, suivant que l'urine contient ou nom de l'albumine. Se livrant à l'étude des causes de l'hydropisie avec albuminurie, il reconnaît que tantôt elle survient à la suite de la scarlatine, que tantôt elle est déterminée par l'action du froid ou par l'abus des boissons alcooliques.

Bright, en 1827, fait paraître un travail où il montre la coïncidence fréquente de l'hydropisie avec l'albuminurie et l'altération granuleuse des reins. Il fait remarquer que cette altération se rencontre dans l'albuminurie chronique. Dans la forme aiguë, il trouve ces organes gorgés de sang. En présence de ces faits, il se demande si l'altération rénale est primitive et doit être considérée comme cause de l'albuminurie, ou si elle n'est que le résultat d'une action morbide longtemps continuée. En homme prudent, il s'abstient de conclure, tout en penchant à croire que l'albuminurie est la conséquence de causes nombreuses qu'il n'indique que d'une manière vague.

Après Bright, Christison, en 1829, publie un mémoire où le titre seul (*Observations sur une espèce d'hydropisie dépendante d'une altération organique des reins*), indique qu'il n'hésite pas à interpréter les faits, et à considérer l'hydropisie comme la conséquence d'une lésion rénale. Il démontre la présence de l'urée dans le sang des hydropiques, ce qui avait déjà été entrevu par Bostock. En 1831, Grégory, d'Édimbourg, fait paraître un travail contenant un grand nombre d'observations relatives non-seulement à la présence de l'albuminurie et de l'hydropisie dans l'affection granuleuse des reins, mais à la manifestation de ces mêmes phénomènes dans les maladies des organes circulatoires et respiratoires.

Bientôt, ainsi que le fait remarquer M. Jaccoud, on commence à établir deux divisions dans l'albuminurie : dans l'une, on place les cas guéris qui, pour cette raison, sont considérés comme distincts de ceux décrits par Bright; dans l'autre, on range ceux qui sont mortels; on les attribue à une altération organique des reins, et on les considère comme analogues aux cas de Bright. Ce sont les Drs Spittal et Barlow qui, les premiers, établissent cette distinction.

En France, on ne tarde pas à voir paraître des travaux que l'on doit, en grande partie, à l'école de M. Rayer. En 1833, un de ses élèves, le Dr Tissot, soutient une thèse intitulée : *De l'Hydropisie causée par l'affection granuleuse des reins.* Ce travail, ainsi que l'indique le titre, a pour but de rattacher l'albuminurie et par suite l'hydropisie à une affection spéciale des reins. A l'appui de cette manière de voir, il rapporte un grand nombre d'observations d'hydropisie accompagnée d'albuminurie et où, à l'autopsie, les reins furent trouvés granuleux. Il n'hésite pas à conclure, bien que dans sa 11e obs. il ne trouve qu'une légère congestion rénale. Ce fait seul aurait dû lui donner à réfléchir.

Sabatier, en 1834, inspiré également par les travaux de son maître, M. Rayer, publie un mémoire intitulé : *Considérations et observations sur l'hydro-*

pisie symptomatique d'une lésion spéciale des reins.
L'année suivante, Monassot, dans sa thèse, étudie avec
soin les altérations rénales, et considère l'hydroposie
comme consécutive à la diminution de la sécrétion
urinaire. A la même époque, Désir (thèse de 1835)
appelle l'attention sur la présence de l'albumine dans
diverses maladies et continue, comme ses prédécesseurs, à admettre une lésion spéciale des reins dans
l'étude de laquelle il établit les six degrés que l'on retrouve dans l'ouvrage de M. Rayer. En 1836, Genest
publie aussi un travail où il cherche à démontrer que
l'altération des reins est primitive, qu'elle précède
l'altération du sang et des fluides séreux.

Martin-Solon introduisant le mot *albuminurie* pour
désigner la présence de l'albumine dans les urines et
la collection des phénomènes qui l'accompagnent,
c'est-à-dire l'altération des reins, l'hydropisie, etc.,
publie, en 1838, un mémoire où il fait de la lésion
rénale le phénomène primitif, la lésion anatomique
de l'albuminurie et de l'hydropisie. Ainsi, il définit
l'albuminurie un état morbide spécial des reins déterminant la présence de l'albumine dans l'urine et le
développement d'hydropisies consécutives.

En 1840, M. Rayer, dont les travaux avaient été
publiés en partie par ses élèves, fit paraître son remarquable *Traité des maladies des reins.* Il considère
les altérations rénales comme une inflammation spéciale, leur donne le nom de *néphrite albumineuse,* et
en fait les caractères anatomiques de l'albuminurie et
de l'hydropisie qui l'accompagnent. Peu après, en 1841,

Becquerel publie sa *Sémiotique des urines*, travail également remarquable, dans lequel il étudie la présence de l'albumine dans diverses maladies. A la fin de cet ouvrage se trouve l'histoire de la maladie de Bright. L'auteur considère les glandules de Malpighi comme les parties primitivement affectées, et admet que leur altération consiste en une infiltration de lymphe plastique. Il continue à rattacher, dans ce cas, l'albuminurie à la lésion des reins, et l'hydropisie à l'appauvrissement du sang, conséquence des pertes d'albumine.

Après ces travaux et une foule d'autres que je ne mentionne pas, se trouve consacrée l'existence d'une maladie nouvelle. Les reins, ces malheureux organes, pour ainsi dire oubliés dans le fond de l'abdomen, paraissent sur la scène et sont accusés bien injustement de produire tout le mal. Ils sont le siége de la lésion, la source des symptômes ; on crée un nom, plusieurs même, pour la nouvelle maladie, et on lui donne une place dans le cadre nosologique. Rien ne lui manque, tout va pour le mieux, le tableau est saisissant, on l'adopte généralement, on exalte la portée de l'œuvre, on la présente comme une des plus belles découvertes contemporaines, on proclame bien haut le mérite de Bright, en lui faisant dire ce qu'il n'avait pas dit; on se croit plus avancé que les anciens, car on pense avoir trouvé la cause et l'explication des hydropisies qu'ils ne savaient à quoi rattacher; et dans toute la joie d'un grand succès, la plupart des médecins s'inclinent respectueusement devant l'entité morbide destinée à faire époque dans l'histoire de la médecine. Cependant, tout en admettant une affection spéciale, on est forcé de reconnaître que l'albuminurie se montre dans bien des maladies où il n'y a pas à invoquer de lésions spéciales du rein ; mais on n'en continue pas moins à révérer comme une réalité l'être chimérique qui avait pris droit d'existence dans les esprits et dans les livres.

Au milieu de cet entraînement général, quelques médecins plus sages ou moins enthousiastes ont su résister ; ils ont combattu ces rapports arbitraires qui ont servi à constituer une unité morbide avec ses lésions et ses symptômes. En 1830, Elliotson avance que ce n'est point l'abondance du précipité albumineux, ni la lésion du rein qui doivent éveiller l'attention du médecin, mais uniquement l'état général de l'économie dont les autres phénomènes ne sont que la manifestation. Graves, en 1831, s'élève contre le rapport que l'on établit entre l'albuminurie et l'altération des reins, il compare le trouble de la sécrétion urinaire au diabète sucré.

La même année, Bright proteste contre l'opinion de ceux qui lui prêtent l'établissement d'un rapport de causalité entre la lésion de structure des reins et la présence de l'albumine dans les urines. « D'après les observations de plusieurs de mes confrères, je dois supposer, dit-il, qu'ils me considèrent comme enseignant que cet état de l'urine existe seulement alors qu'une lésion organique s'est définitivement établie dans le rein. Telle n'est pas cependant ma manière de voir à cet égard. Je pense qu'ici, comme dans beaucoup d'autres cas, le trouble fonctionnel précède le changement de structure » Jaccoud, thèse de Paris, 1860, p. 24.

En 1835, Anderson dit positivement que c'est le trouble de la sécrétion urinaire qui amène la désorganisation des reins. Deux ans après, Valentin considère la prétendue maladie rénale de Bright, comme une affection générale dans laquelle une quantité anormale d'albumine est séparée du sang. En 1838, Graves, renouvelant d'une façon plus précise les objections qu'il avait déjà faites à la maladie de Bright telle qu'on la considérait, dit : « Il est évident pour moi que l'état albumineux de l'urine est la cause des lésions de Bright et non point son effet. Dans l'hydropisie, on observe dans toute l'économie une disposition qui tend à produire une sécrétion exagérée de liquide albumineux, et cela dans le rein aussi bien que dans les autres points. » Dans cette dernière phrase, il y a une vue profonde, mais qui malheureusement n'a pas été développée. La première exprime une opinion que nous n'admettons pas, et que nous discuterons au chapitre des altérations rénales.

D'autres auteurs, Rees, Meaton, Malmsten, Canstatt, Eichholtz, Tegart, Simpson, Devilliers, Regnauld, font de l'albuminurie l'expression d'une altération cachectique du sang, d'un état anormal de ce liquide, et se refusent à voir une altération spéciale des reins.

Pendant que paraissaient tous ces travaux contraires à la maladie de Bright, Bright proteste de nouveau et à différentes reprises contre les opinions que lui prétent les auteurs. Il se plaint d'avoir été mal compris et affirme que l'albuminurie est un phénomène entièrement fonctionnel dans son début. Cependant, malgré les protestations de cet auteur, les uns continuent à lui accorder plus d'honneur qu'il ne désire, et les autres à lui faire dire ce qu'il n'avait jamais dit.

Enfin, en 1860, paraît la thèse de M. Jaccoud. Dans ce travail remarquable au point de vue de l'érudition et auquel nous avons emprunté une partie de ces détails historiques, ce médecin établit parfaitement l'état actuel des questions relatives à l'albuminurie, et fait voir que Bright a été mal interprété par ses contemporains. Passant ensuite à l'étude de cette affection, il la considère comme la conséquence d'un trouble dans la nutrition, comme l'élimination d'une substance impropre à l'assimilation. Il cherche, en un mot, à faire de l'albuminurie l'expression d'une affection générale, sauf les cas où il y a obstacles mécaniques (et pour lui, ils ne doivent pas être nombreux). Cette tentative est louable sans doute; mais ce n'est pas en prenant la marche qu'a suivie M. Jaccoud que l'on peut arriver à un résultat avantageux. Et il est même regrettable de voir un médecin d'un aussi grand mérite se hasarder aussi fréquemment qu'il l'a fait dans le champ de l'hypothèse. Ce reproche sera justifié dans le cours de ce travail.

Par le court exposé que je viens de faire, on voit qu'à propos de l'albuminurie, les médecins sont divisés en deux camps. Les uns la rattachent à une lésion spéciale des reins qu'ils considèrent comme point de départ de la sécrétion albumineuse, et par suite de l'hydropisie, etc. ; les autres soutiennent que l'altération rénale est consécutive au trouble fonctionnel qu'ils rapportent, d'une manière vague, à une affection générale, à la présence dans le sang de quelques matériaux étrangers dont l'élimination est devenue nécessaire, à une déviation du type normal des mouvements nutritifs, etc. etc.

Ni les uns ni les autres ne sont dans le vrai. Les premiers ont tort de rester étroitement dans l'affection des reins, d'en faire quelque chose de spécial qu'ils regardent comme cause des autres accidents, attendu que ce qui se passe pour les vaisseaux des reins se passe également pour tous les vaisseaux capillaires de l'économie qui, comme eux et dans les mêmes circonstances, se congestionnent et sécrètent de l'albumine. Les seconds sont également dans l'erreur, ainsi qu'on le verra par la suite, en soutenant que le trouble de la sécrétion urinaire précède toute altération des reins. De plus, en voulant généraliser, ils ont particularisé sans s'en douter ; c'est-à-dire qu'en faisant de l'albuminurie la manifestation d'un état général de l'économie, ils y voient encore quelque chose de spécial et restreignent de beaucoup les causes de cette sécrétion. D'ailleurs, ils se sont toujours expliqués vaguement aussi bien sur les causes que sur le mécanisme de l'albuminurie. Je tâcherai d'éviter les erreurs des uns et des autres.

Définissant le mot *albuminurie*, le passage, dans les tubes urinifères, d'une portion de l'albumine contenue

dans le sang qui traverse le rein, soit par exosmose, soit
par rupture vasculaire, je soutiens que ce phénomène
n'est point spécial aux reins, mais qu'il a son analogue
dans toute l'économie. Ainsi, dans certaines conditions, on voit tous les vaisseaux sécréter un liquide
séreux ou un liquide séro-plastique ; on les voit également se rompre et donner lieu à des épanchements
ou à des extravasations sanguines. Eh bien, l'albuminurie, lorsqu'elle se produit, a son analogue dans l'un
quelconque des phénomènes précédents et reconnaît
exactement les mêmes causes. Vouloir la rattacher à
une altération spéciale des reins, ou à une affection
générale, ou à un trouble nutritif, ce n'est pas voir
la question dans son ensemble ; souvent, c'est faire de
l'imagination , c'est méconnaître complétement les
leçons que la nature met tous les jours sous nos yeux.
De même que l'hydropisie, la sécrétion de la lymphe
plastique, les hémorrhagies, sont le résultat soit d'un
obstacle à la circulation, soit de la pléthore, de l'hydrémie, soit de l'action du froid, de l'inflammation,
ou enfin d'une altération dans les propriétés des éléments du sang, etc. etc. ; de même aussi l'albumine
qui passe dans les tubes urinifères et que l'on retrouve
dans l'urine reconnaît une quelconque de ces causes,
de sorte qu'étudier les causes de l'albuminurie, c'est
étudier les causes des phénomènes cités plus haut. Il
n'y a aucune différence à établir pour les vaisseaux
des reins ; ils agissent au même titre que tous les vaisseaux de l'organisme, sauf le cas où ils éliminent une
partie de l'albumine qui, par suite du régime, se

trouve en excès dans le sang ; et encore, on peut se demander si alors d'autres vaisseaux n'agissent pas de la même façon.

Prenant l'albuminurie comme aboutissant et comme point de ralliement de mes recherches, j'examinerai successivement quelles sont les différentes causes qui produisent ce phénomène, et en même temps je démontrerai que ces causes n'agissent pas spécialement sur les reins ; mais aussi dans différentes parties de l'économie où elles produisent des effets analogues à ceux qui se passent dans ces organes ; c'est-à-dire qu'elles donnent lieu à la sortie de l'albumine hors des vaisseaux, soit par exosmose, soit par rupture, et comme conséquence à des hydropisies, à des évacuations séreuses, des sécrétions de lymphe plastique ou à des hémorrhagies (1).

Pour arriver à ce but, j'étudierai, dans des chapitres successifs, l'albuminurie déterminée par un obstacle à la circulation, par la paralysie ou le relâchement des vaisseaux capillaires, par la pléthore ou l'hydrémie par des substances irritantes agissant sur les reins,

---

(1) On me reprochera peut-être de faire abstraction, dans les hémorrhagies, des autres éléments du sang, et de ne considérer que l'albumine. Si j'agis ainsi, c'est parce que la présence de l'albumine dans les urines est le fait qui attire surtout l'attention, alors même qu'il s'y trouve quelques globules sanguins, et que précisément j'ai pour but d'expliquer les causes, le mécanisme de la sortie de ce principe avec les urines, et de faire voir ses analogies.

par les altérations du sang où il y a tendance aux
hémorrhagies, par des altérations diverses des reins,
altérations analogues à celles qui ont lieu dans divers
organes, et enfin l'albuminurie qui survient passagèrement après une alimentation azotée. Dans chaque
chapitre je ferai voir que les phénomènes qui se passent du côté du rein ont lieu aussi dans diverses parties de l'organisme. Enfin, dans un dernier chapitre,
j'examinerai les altérations rénales qui font le caractère anatomique de la maladie de Bright des auteurs,
et je ferai voir que l'opinion de ceux qui admettent
que l'altération est primitive ou consécutive au trouble fonctionnel, est contraire aux faits. Il y a dans les
deux camps une interprétation vicieuse et sans doute
un abus de langage. Il ne s'agit pas de se servir seulement des mots altération ou lésion, pour établir
sûrement le rôle que ces phénomènes peuvent jouer,
il faut encore les spécifier : ainsi l'on peut soutenir que
l'altération rénale, qui consiste dans la congestion de
ces organes, cause l'albuminurie, tandis que l'on n'est
pas en droit d'accorder un même effet à l'altération
granuleuse. Et en admettant que la congestion rénale
précède l'albuminurie, ce n'est pas une raison pour en
faire un phénomène spécial, car nous savons et nous
verrons que toute sécrétion séreuse est toujours précédée de la congestion des vaisseaux dans lesquels
elle va s'opérer.

En suivant cette marche, j'espère présenter la question de l'albuminurie sous un jour plus clair et la dé-
gager, au moins en partie, des obscurités qui l'entou-

rent. Cela ne veut pas dire que j'aie la prétention d'avoir traité complétement ce sujet; je reconnais au contraire qu'il est susceptible de recevoir bien des développements et qu'il demande encore de nouvelles observations; je pense seulement que la voie que j'ai suivie est celle de la vérité, et je laisse à des hommes plus habiles le soin de la poursuivre.

Sans vouloir promettre plus que je ne puis donner, j'ajouterai que ces études m'ont conduit à un traite-ment plus rationnel de l'albuminurie, traitement qui, je n'en doute pas, sera souvent suivi de succès et ne réduira plus le médecin à avoir toujours présente à l'esprit cette froide notion d'incurabilité. On trouvera aussi, dans le cours de cet essai, l'exposé de quel-ques faits nouveaux relatifs à la circulation des veines, aux obstacles au cours du sang dans ces vaisseaux, à l'influence du rétrécissement des vaisseaux capillaires ou de la compression des artères sur le volume du cœur gauche, etc., faits qui se rapportent à l'abumi-nurie.

Comme la connaissance de ces notions repose sur la percussion et qu'on pourrait douter des résultats obtenus par ce mode d'investigation, me sera-t-il permis, pour sanctionner la valeur des faits que j'avancerai de rappeler que je me suis longtemps livré à des exercices de plessimétrie, principale-ment sur le cadavre, et que j'ai pu ainsi prendre l'habitude de limiter les organes avec précision? J'a-jouterai qu'il m'a été donné de répéter ces expériences en présence de MM. Nélaton, Piorry, Natalis Guillot et plusieurs autres médecins.

CHAPITRE II.

ALBUMINURIE ET HYDROPISIE DÉTERMINÉES PAR DES OBSTACLES A LA CIRCULATION.

Toute lésion qui a pour effet de gêner le cours du sang et de congestionner les reins peut provoquer l'albuminurie. Pour rendre plus facile l'étude des nombreuses causes qui produisent ce phénomène, j'étudierai successivement les obstacles à la circulation des veines rénales, de la veine cave inférieure, des poumons et enfin du cœur.

Pour les veines rénales, les expériences sur les animaux et les observations sur l'homme ont démontré que tout ce qui pouvait diminuer ou effacer le calibre de ces vaisseaux déterminait l'albuminurie. Robinson, le premier je crois, en pratiqua la ligature : tantôt il interrompit complétement le cours du sang, tantôt il se borna à diminuer le calibre de ces vaisseaux. Dans tous les cas, les reins se congestionnèrent, et l'urine contint de l'albumine, de la fibrine et même des globules sanguins. (Lorain, thèse d'agrég., 1860.)

Alors que je n'avais aucune connaissance de ces faits, je m'étais un jour occupé à lier sur un chien une veine rénale, et à recueillir l'urine qui s'écoulait par l'uretère. En la traitant par l'acide azotique et la chaleur, toute la masse se prit en caillot. Je répétai la même expérience sur un lapin. Mais cette fois, outre la ligature de la veine rénale droite, je liai les deux uretères près de la vessie. La plaie de l'abdomen fut recousue, et trois quarts d'heure après je l'ouvris de nouveau. Je vis les uretères tendus et remplis d'urine; le droit en contenait beaucoup plus que le gauche. L'urine du rein congestionné recueillie dans une éprouvette se prit en caillot et précipita des grumeaux d'albumine par l'acide azotique. La fibrine qu'elle contenait provenait en grande partie de l'exsudation qui s'était faite à travers les parois vasculaires des reins et non de la rupture de ces vaisseaux; la preuve, c'est que la coloration de l'urine n'indiquait pas la présence du sang; il fallut l'examiner au microscope, pour apercevoir quelques globules. Les urines du rein gauche contenaient une grande quantité de carbonate de chaux sans albumine.

Voyant dans cette expérience que le rein congestionné, outre l'albumine, avait fourni une plus grande quantité d'urine, je voulus savoir si le même fait se reproduirait, la congestion rénale durant depuis quelque temps. L'augmentation de l'urine au moment où la congestion se produit n'avait rien d'extraordinaire; le sang soumis à une pression plus forte devait perdre une proportion plus considérable de sa masse. Mais, la congestion durant depuis plusieurs heures, je me demandai si le sang contenu dans les vaisseaux du rein, ayant déjà perdu une grande partie de son sérum et concentré pour ainsi dire dans ses éléments solides, n'empêchait pas l'arrivée du sang avec ses éléments en proportion normale, et ne s'opposait pas ainsi à la sécrétion d'une aussi grande quantité d'urine. Pour cela, je liai sur un lapin la veine rénale droite. Douze heures après, je fis la ligature des deux uretères. Une heure s'étant écoulée, je recueillis, dans des éprouvettes séparées, l'urine contenue dans chaque uretère, dont la tension paraissait égale. Le droit en contenait encore plus que le gauche. Seulement, je remarquai que par suite de la position des reins, l'uretère droit était beaucoup plus long que le gauche; de sorte que l'on peut se demander si ce dernier ne fut pas rempli d'urine plus tôt que le premier, ce qui aurait pu arrêter la sécrétion de ce rein pendant qu'elle aurait continué de l'autre côté.

Cette circonstance laisse du doute sur la question que je soulève, et pour la solution de laquelle je n'ai pas eu l'occasion de faire d'autres expériences.

Cependant je crois que la suppression ou la diminution des urines, dans la congestion des reins, tient le plus souvent à l'obstruction des tubuli par des caillots sanguins ou fibrineux.

Outre ces expériences, on trouve dans les auteurs des cas d'oblitération des veines rénales avec albuminurie et hydropisie. M. Rayer en rapporte une exemple (*Traité des mal. des reins*, tome III, page 592) : Chez une jeune femme de 18 ans, morte avec une anasarque, les deux reins avaient un volume très-considérable ; ils étaient décolorés, d'une teinte jaunâtre. Le tronc des veines rénales, leurs premières et leurs secondes divisions en arcades, étaient remplis de concrétions fibrineuses, d'un bleu jaunâtre, très-solides. On ne note pas s'il y avait de l'albumine dans les urines.

Dans les *Bulletins de la Société anatomique* (1846), Delaruelle rapporte un cas de pleurésie à la suite duquel survint une enflure des membres inférieurs. L'examen des urines fit reconnaître un précipité abondant d'albumine. Bientôt la face devint bouffie, l'œdème des membres inférieurs augmenta, et, vers la fin de la maladie, il survint des vomissements et un dévoiement considérable. A l'autopsie, entre autres choses, on trouva dans la veine cave inférieure des caillots fibrineux s'étendant un peu au-dessus des veines rénales, et en bas, jusque dans les veines iliaques. Ils adhéraient aux parois vasculaires, pénétraient dans les veines rénales, et de là jusque dans l'épaisseur des reins. Ces organes étaient pâles, un peu jaunâtres, et présentaient jusqu'à un certain point la coloration du foie gras.

La circulation des veines rénales peut être aussi interrompue ou gênée par la compression que ces vaisseaux éprouvent quelquefois de la part de certaines tumeurs et le plus souvent de l'utérus développé. Beaucoup d'accoucheurs sont d'accord pour considérer l'albuminurie des femmes grosses comme la conséquence de la congestion des reins, consécutive elle-même à la compression des veines de ces organes. On invoque en faveur de cette explication la fréquence de l'albuminurie chez les primipares qui ont les parois du ventre résistantes et se prêtant peu à la distension, et, de plus, la manifestation de l'albuminurie dans les derniers mois de la grossesse. Ces raisons ne prouvent guère en faveur de la compression des veines rénales; et l'on ne serait pas autorisé à admettre ce fait s'il n'avait été démontré par une expérience de Brown-Séquard. Ce physiologiste faisant incliner en avant une femme enceinte et albuminurique, de façon que l'utérus ne comprimât plus les veines rénales, amena ainsi la cessation momentanée de l'albuminurie.

Malgré cette expérience et les autres considérations que l'on peut invoquer, on ne doit pas soutenir que toujours, chez les femmes grosses, l'albuminurie reconnaît une cause mécanique. Évidemment on ne pourrait expliquer ainsi celle qui se montre dans les premiers mois de la grossesse. Outre cela, on ne peut s'empêcher de reconnaître que chez les femmes enceintes, l'albuminurie, peut provenir de causes analogues à celles qui déterminent cette affection en dehors de l'état puerpéral, et que souvent, par exemple, elle est liée à l'hydrémie. Au chapitre de l'hydrémie, je rapporterai un cas d'albuminurie survenue chez une femme nouvellement accouchée, et qui, selon toute probabilité, reconnaissait pour cause l'abus des boissons aqueuses. En attendant, je me borne à citer le fait suivant : En 1863, vers le mois de juillet, entre dans le service de M. Depaul une femme arrivée à une époque avancée de sa grossesse, infiltrée et très-gênée pour respirer. Elle meurt suffoquée le jour de son entrée. Ses urines étaient albumineuses. A l'autopsie, on trouve dans chaque plèvre un épanchement séreux abondant, cause évidente de la mort. M. Simpson, d'Édimbourg, qui était présent, engage à examiner les urines du fœtus. Traitées par l'acide azotique, elles donnent un précipité d'albumine.

De ce fait, si on ne peut pas conclure qu'il n'y avait pas chez la femme compression des veines rénales, on peut au moins soutenir que cela n'était pas nécessaire pour déterminer l'albuminurie. L'état de son sang, sa tension, pouvaient être en effet la seule cause de la sécrétion albumineuse, puisque cette sécrétion existait chez le fœtus où il n'y avait pas à mettre en jeu la compression des veines rénales.

A propos de l'oblitération de la veine cave inférieure comme cause d'albuminurie, il n'y a guère de faits à citer. Je n'ai trouvé que l'observation de Delaruelle, déjà rapportée en partie, et qui a trait en même temps à l'oblitération des veines rénales. Il y a bien des cas d'autopsie où l'on trouve la veine cave inférieure oblitérée, mais on ne fait pas mention des urines; cependant tout porte à penser qu'elles devaient contenir de l'albumine.

Parmi les causes qui peuvent gêner le cours du sang dans cette veine, je ne m'occuperai que de l'hypertrophie du foie, et je tâcherai d'établir la réalité de cette cause sur des preuves convaincantes.

Depuis Érasistrate, l'hypertrophie du foie a été con-

sidérée comme cause d'hydropisie par compression de
la veine cave inférieure. Pour établir ce rapport, on
se fondait sur la coïncidence fréquente de cette lésion
avec les infiltrations et les épanchements séreux. Morgagni et Lieutaud, dans leurs observations sur l'hydropisie, parlent fréquemment des engorgements du
foie. Bartholin les observe également dans les hydropisies endémiques et dans les épizooties qui font
mourir les bêtes à corne. Bichat nia les effets que l'on
attribuait à la compression de la veine cave inférieure
en disant que la circulation pouvait se rétablir au
moyen de la veine azygos. Assurément on a eu tort de
faire jouer un aussi grand rôle à l'hypertrophie du
foie; car souvent cette lésion dépend directement des
mêmes causes qui déterminent l'hydropisie. Tantôt
c'est un obstacle à la circulation cardiaque, tantôt, et
à mon avis le plus souvent, c'est l'abus des boissons.
Dans les recherches plessimétriques que j'ai faites sur
un grand nombre de militaires, j'ai trouvé fréquemment le foie volumineux; et, dans ces cas, je pouvais
presque affirmer que l'individu faisait des excès de
boissons. En les questionnant à ce sujet, toujours ils
me répondaient affirmativement.

, Cependant, tout en reconnaissant que souvent l'hypertrophie du foie est un phénomène qui doit être
placé sur le même rang que les infiltrations séreuses,
c'est-à-dire, être considérée comme le résultat de la
même cause, il ne faut point oublier que dans quelques cas, cette lésion peut produire les effets qu'on
lui attribuait jadis. Si je soutiens cette proposition, ce

n'est point en adoptant sur parole ce qu'ont dit les auteurs à ce sujet, car on n'y trouve rien de positif, ni de probant ; mais c'est d'après les recherches que j'ai faites et que je vais développer.

Avant de parler de l'hypertrophie du foie comme cause de compression de la veine cave, je crois utile de faire connaître quels sont les signes qui peuvent indiquer d'une manière certaine un obstacle quelconque à la circulation du sang dans ce vaisseau. Un sujet bien portant étant placé horizontalement, je limite, au moyen de la percussion, la partie droite de l'oreillette droite ; puis je fais lever en l'air les membres inférieurs par un aide ; presque immédiatement, je constate une augmentation considérable du volume de l'oreillette droite, dont la limite extrême passe 3 centimètres en dehors de la précédente. En faisant lever les bras, j'obtiens le même résultat, toutefois moins prononcé. En pressant sur l'abdomen à partir du pubis, et à droite en remontant vers le foie, j'observe également une augmentation dans le volume de l'oreillette. Lorsque l'on fait baisser les extrémités, cette cavité diminue et revient même au-dessous de son volume ordinaire. Cela s'explique facilement. En effet, par suite de la position élevée des membres, les veines se vident brusquement, mais une fois qu'ils sont replacés dans la position horizontale, il faut quelque temps avant que ces vaisseaux se remplissent et que le sang y acquière une tension suffisante pour circuler ; or, pendant cet intervalle, l'oreillette, recevant moins de sang que dans les conditions ordinaires, diminue de volume. En faisant appliquer la main d'un aide sur l'hypochondre droit, de manière à le comprimer dans une direction allant vers la colonne vertébrale, l'oreillette droite diminue et n'augmente pas par l'élévation des membres inférieurs : ceci prouve qu'alors, la veine cave inférieure se trouve comprimée par la pression exercée sur le foie. On s'explique ainsi les dangereux effets du corset, les syncopes et le malaise occasionnés par cette sorte d'étau qu'imposent à la femme les raffinements de la civilisation.

Enfin j'ai observé que l'oreillette droite, limitée sur un sujet placé horizontalement, diminue de plus d'un centimètre au moment où il se place debout. Ce fait prouve que le sang contenu dans la partie supérieure de la veine cave inférieure retombe dans les parties déclives. Pour moi, c'est assurément là la cause des lipothymies et des syncopes quelquefois mortelles qui se manifestent chez les individus faibles alors qu'ils veulent se lever.

Une fois ces données acquises et vérifiées sur un grand nombre de sujets, je ne tardai pas à avoir l'occasion de les appliquer. Un individu séjournait à l'hôpital pour diverses hémorrhagies cérébrales, ayant déterminé la paralysie presque complète des deux membres inférieurs, lorsqu'un jour on s'aperçut que le gauche s'infiltrait. L'œdème augmentant, ce membre ne tarda pas à devenir presque une fois plus volumineux que l'opposé. On rechercha la cause de l'infiltration sans la trouver. Profitant de ce que j'avais appris, je limitai exactement l'oreillette droite, et je fis lever en l'air le membre non infiltré. Presque aussitôt, l'oreil-

lette augmenta de volume, sa limite extrême passa
2 centimètres en dehors de la première. Lorsqu'elle
fut revenue à son volume ordinaire, le membre infiltré
fut élevé à son tour ; et malgré la plus grande attention je ne pus noter dans l'oreillette, même une
légère augmentation de volume. Plusieurs fois je répétai le même examen, et toujours j'obtins des résultats identiques. Dès lors, il fut évident pour moi qu'il
y avait un obstacle complet à la circulation veineuse
du membre abdominal gauche, et qu'en raison de
l'infiltration des parois abdominales du même côté,
de la non-infiltration des bourses, cet obstacle devait
siéger dans la veine iliaque externe et se prolonger
sans doute dans la veine fémorale. En palpant cette
veine au-dessous du pli de l'aine, je sentis assez dis-
tinctement un cordon dur, résistant, légèrement dou-
loureux à la pression, et situé en dedans de l'artère fémorale, dont les battements servaient à la distinguer
de ce cordon. Avec ces signes et ceux fournis par la percussion, je conclus à une phlébite locale avec caillots
dans la veine. Cependant il faut dire que les phénomènes
locaux ne parurent pas assez évidents à ceux qui observèrent ce malade, pour les autoriser à porter le dia-
gnostic ; ils doutèrent même du fait. Il est vrai de dire
qu'ils ignoraient les signes que m'avait fournis la percussion ; signes sans lesquels j'aurais pu rester également dans le doute. Après deux mois, le malade
mourut. A l'autopsie, on trouva la veine fémorale
gauche remplie de caillots fibrineux complétement
adhérents aux parois vasculaires qui étaient épaissies

et unies aux parties environnantes. Ces caillots s'étendaient dans la veine iliaque externe jusqu'à son embouchure dans la veine iliaque primitive. Inférieurement ils remplissaient la veine fémorale dans une grande étendue, pénétraient dans la veine fémorale profonde et dans la plupart de celles qui aboutissent à la veine principale. La veine du membre opposé était remplie de sang fluide, sans aucune trace de caillots. Alors il fallut reconnaître la réalité de la lésion annoncée pendant la vie ; et moi-même, je pus vérifier la valeur du moyen que j'avais employé pour reconnaître un obstacle à la circulation des veines profondes; et pour le dire en passant, ce moyen pourra éclairer l'étude de la *phlegmatia alba dolens*. Ce que je viens de dire s'applique tout aussi bien à la veine cave inférieure qu'aux veines iliaques.

Ces signes étant connus, il fallait voir s'il en existe d'autres qui prouvent l'action du foie hypertrophié sur la veine cave; et, dans ce cas, comment il serait possible de distinguer que l'obstacle à la circulation veineuse tient à la compression déterminée par le foie, plutôt qu'à tout autre obstacle, tel que la présence de caillots dans la veine. Je n'ai pas observé ce dernier fait, mais il est évident que, quoi que l'on fasse, que l'on élève les membres, que l'on comprime sur l'abdomen, que l'on fasse faire de larges inspirations, l'oreillette n'augmentera pas, à moins que le caillot ne se déplace; mais alors, immédiatement, d'autres accidents se manifesteraient.

Pour la compression de la veine cave par le foie

hypertrophié, c'est autre chose : je puis donner des signes pour reconnaître cette compression, et des faits pour la prouver. Ces signes dérivent du pouvoir que l'on a de faire diminuer le volume du foie, et de vaincre momentanément et quelquefois complétement l'obstacle qu'il apporte à la circulation. Avant de les indiquer, je dois m'arrêter sur un autre fait. On sait que M. Piorry, à qui l'on ne peut refuser le mérite d'avoir perfectionné et généralisé le meilleur mode d'exploration organique que nous ayons, a fait connaître, il y a déjà longtemps, que l'oreillette droite augmente de volume dans les congestions du poumon, et qu'elle diminue par les larges inspirations. La chose est parfaitement exacte; j'ai eu l'occasion de le constater plusieurs fois, mais elle n'a pas toujours lieu; il lui faut pour se produire certaines conditions. Dans l'état normal, le volume de l'oreillette ne varie pas sensiblement par les larges inspirations; et quand, au lieu d'une gêne dans la circulation pulmonaire, il y a un obstacle à l'arrivée du sang dans la cavité auriculaire, alors l'oreillette est petite, et si cet obstacle peut être vaincu par les larges inspirations, elle augmente de volume au lieu de diminuer. Cela se comprend à merveille.

A ces faits, j'en ajoute un autre. Les larges inspirations diminuent le volume du foie. C'est encore à M. Piorry que l'on doit cette notion qu'il a fait connaître dans un mémoire adressé à l'Institut, en 1858. Non-seulement il est facile de diminuer le volume du foie par plusieurs inspirations profondes, mais il est

possible de faire l'inverse, c'est-à-dire d'augmenter
son volume, soit par un effort, soit par la suspension
de la respiration. C'est à l'absence des mouvements
respiratoires qu'il faut rapporter le volume du foie du
fœtus, et à leur établissement la diminution rapide de
cet organe après la naissance. D'ailleurs tout cela se
saisit parfaitement, rien qu'en songeant à la disposition des veines sus-hépatiques qui se prêtent parfaitement à l'action inspiratrice du thorax. Il est probable
que l'action des douches sur l'hypertrophie du foie se
fait en grande partie par les grands mouvements inspirateurs que l'on est forcé de faire.

J'ai dit précédemment que, dans tout obstacle à
l'arrivée du sang dans l'oreillette droite, — et ici
j'ajoute siégeant dans la veine cave inférieure, — j'ai
dit que cette cavité diminue de volume, et qu'elle augmente par une large inspiration, lorsque l'obstacle
peut être vaincu. Or, jusqu'à présent, je ne vois que
l'hypertrophie du foie qui puisse produire ces effets.
Dans un grand mouvement inspirateur, la partie an-
térieure du thorax est projetée en avant ; elle entraîne
avec elle le foie, qui cesse de peser sur la veine cave
et de la comprimer ; de plus, il éprouve un mouvement de bascule en avant et en bas, dont l'effet est
d'agrandir l'aire de ce vaisseau. Cette proposition
repose sur des expériences dans l'étude desquelles je
m'abstiendrai d'entrer.

Si, aux premiers mouvements inspirateurs, l'obstacle n'était pas vaincu, il ne tarderait pas à l'être,
attendu que peu à peu le foie diminue de volume.

Quand je parle d'obstacle vaincu, il est bien entendu que je ne veux pas dire que la compression disparaît complétement pour ne plus revenir; je soutiens seulement qu'elle peut cesser au moment d'une forte inspiration, et puis finir par disparaître lorsque, par ces manœuvres, on parvient à rendre au foie son volume normal.

Si, aux caractères que je viens d'indiquer, c'est-à-dire la diminution du volume normal de l'oreillette droite, qui n'augmente pas par l'élévation des membres inférieurs, tandis quelle se dilate après plusieurs larges inspirations, on joint l'hypertrophie du foie, dénotée par la percussion et surtout par la saillie de l'hypochondre droit; de plus, sa diminution après quelques mouvements inspirateurs, et enfin le rétablissement de la circulation dans la veine cave inférieure, il n'y a plus à avoir de doute; forcément il faut reconnaître l'action du foie hypertrophié sur cette veine.

Ces divers phénomènes, j'ai eu occasion d'en être témoin plusieurs fois; comme preuve, je donne l'observation suivante : Le nommé B..., âgé de 37 ans, terrassier au chemin de fer, entre à l'hôpital d'Arras le 19 avril 1861, pour une fièvre intermittente tierce qui dure depuis six semaines. Parmi les phénomènes curieux qu'il présenta, je citerai pour le moment l'œdème des membres inférieurs, qui se manifesta, au dire du malade, quatre jours après son entrée. Déjà, depuis quelque temps, je doutais beaucoup de l'action de la rate dans les hydropisies qui accompagnent les fièvres intermittentes. Chez ce malade, elle avait alors 9 cent. J'examinai donc le foie, qui mesurait 20 cent. sur une ligne verticale passant par le mamelon. En examinant l'hypochondre droit, je fus frappé de son développement; il bombait latéralement et en avant. L'oreillette droite était peu développée; sa limite extrême passait à peine en dehors du bord droit du sternum. Elle augmentait par les larges inspirations, mais pas sensiblement par l'élévation des membres. Pendant un quart d'heure, je forçai cet individu à respirer largement, et après ce temps, je constatai que le foie avait diminué de 3 cent. Je l'engageai à continuer cette manœuvre, mais notre homme peu intelligent, et ne comprenant point l'utilité de ce moyen, n'exécuta pas ce que je lui avais ordonné. Aussi, le lendemain, le foie était-il revenu à 19 cent. et l'œdème existait-il encore, ainsi qu'un léger épanchement dans l'abdomen. J'usai de tout pour convaincre le malade de l'efficacité de ce moyen, et enfin il finit par comprendre et respirer très-fort. Le lendemain, 26, le foie n'avait plus que 15 cent., l'œdème des membres inférieurs était moins prononcé. Les jours suivants, il continua ses larges inspirations, et le 29, l'œdème avait complétement disparu ainsi que le peu d'eau qu'il y avait dans l'abdomen; le foie avait 13 cent.; la saillie de l'hypochondre droit était effacée; l'oreillette droite était devenue plus volumineuse et augmentait par l'élévation des membres inférieurs.

Après cette observation, qui démontre la valeur des signes que j'ai indiqués pour l'obstacle à la circulation de la veine cave par la compression du foie, je ne puis m'empêcher de faire remarquer tout ce qu'il y a d'erroné dans l'explication des auteurs qui attribuent les épanchements séreux survenant dans le cours des fièvres intermittentes à la compression des gros vaisseaux par la rate hypertrophiée; vraiment il y a lieu de croire que ceux qui avancent de pareilles inepties ont oublié leur anatomie. Quels sont donc les vaisseaux qui sont comprimés par la rate développée? Laissons, s'il vous plaît, cette action au foie, qui a des rapports avec les gros troncs vasculaires, et qui, comme on le sait, s'hypertrophie aussi dans les fièvres intermittentes, et abandonnons ces explications vagues aux anciens qui, n'ayant que rarement l'occasion d'ouvrir des cadavres, étaient souvent réduits à faire des conjectures pour relier entre eux les divers symptômes.

En attribuant au volume du foie les hydropisies qui ont quelquefois lieu dans les fièvres intermittentes, je dois dire qu'à mon avis ce n'est pas là la cause unique. Au chapitre suivant, on verra que l'hydropisie peut tenir à d'autres phénomènes.

De ces détails, il résulte que la compression de la veine cave inférieure par le foie peut amener une albuminurie, de même que l'on voit l'œdème des membres inférieurs être produit par la même cause. Quoique je n'aie pas d'observation à apporter à l'appui de cette proposition, je pense qu'il n'y a pas de raison pour la rejeter, attendu que, quel que soit le siége ou la cause de l'obstacle, les effets sont les mêmes. Je passe à l'étude de l'albuminurie causée par une gêne dans la circulation pulmonaire.

Bien des affections des voies respiratoires sont accompagnées d'une congestion des poumons, et, par suite, du système veineux en général et surtout du système sous-diaphragmatique. Dans ces circonstances, il n'est pas rare de trouver de l'albumine dans les urines : c'est ce qui a été observé par M. Rayer dans l'angine couenneuse avec gêne dans la respiration. En 1851, M. Ed. Robin fit voir que, dans les cas où il y a asphyxie, l'albumine se montre dans les urines. (*Comptes-rendus de l'Académie des sciences*, 1851.) Seulement, au lieu de rapporter cette sécrétion à la congestion rénale, il la fit dépendre du défaut d'oxygénation du sang. C'est chercher des difficultés et des explications vagues pour interpréter des faits tout à fait simples.

En 1858, M. Sée (Société des hôpitaux), puis MM. Bouchut et Empis (Académie des sciences), firent connaître que dans le croup il y avait souvent de l'albumine dans les urines. Ignorant les travaux de MM. Rayer et Ed. Robin, ils s'attribuèrent à tort la priorité de cette découverte. Ce fut sur les deux tiers de leurs malades, affectés soit d'angine, soit de croup, que MM. Bouchut et Empis observèrent l'albuminurie. Ils la rapportent tantôt à la scarlatine qui accompagne la diphthérite, tantôt à l'asphyxie, tantôt à une infection diphthéritique qu'ils comparent à l'infection purulente.

Dire que l'albuminurie est quelquefois en rapport avec la scarlatine qui accompagne la diphthérite, ce n'est pas donner une explication, car le mot scarlatine n'explique rien. Admettre que ce phénomène est dû à l'asphyxie, ou, pour parler plus clairement, à la congestion des reins, suite de l'embarras de la circulation pulmonaire, c'est donner une interprétation vraie et facile à comprendre. Cependant M. Sée conteste que dans le croup, l'albuminurie soit la conséquence de l'asphyxie, parce que, dit-il, après la trachéotomie et malgré le rétablissement complet de la respiration, l'effet ou l'albuminurie persiste, la cause ayant disparu. Je veux bien que quelquefois l'asphyxie disparaisse après l'opération ; mais je soutiens qu'il est rare que la respiration redevienne libre immédiatement, et que, du reste, il n'est pas nécessaire qu'il y ait asphyxie pour que l'albuminurie reconnaisse comme cause une gêne de la circulation. M. Sée aurait lieu de s'étonner, si, en effet, les choses se passaient comme il le dit, c'est-à-dire, si après l'ouverture de la trachée, la respiration revenait complétement. Mais il n'en est pas souvent ainsi, comme chacun sait ; l'opération a bien parfois pour résultat d'empêcher l'asphyxie, et de conserver l'existence du malade en ramenant l'air dans les poumons, mais de cette respiration rétablie artificiellement et suffisante, je le veux bien, au maintien de la vie, à la respiration régulière et normale, il y a loin. Les poumons congestionnés ne se débarrassent pas immédiatement du sang qu'ils contiennent; et à plus forte raison les organes éloignés du centre respiratoire, tels que les reins.

Je ferai une réponse analogue au passage où M. Sée ne se croit pas autorisé à rapporter à l'asphyxie l'albuminurie des croups bénins qui, n'ayant pas nécessité d'opération, n'ont pas dû donner lieu à des accès d'étouffement. C'est encore la même erreur. Qu'est-il besoin de signes de suffocation pour constater une gêne dans la respiration et la circulation pulmonaire? N'y a-t-il pas des nuances nombreuses entre une simple difficulté dans l'exercice de cette fonction et un arrêt absolu? Soutenant que tout obstacle à la circulation veineuse congestionnant les reins peut amener l'albuminurie, il ne nous est pas nécessaire d'arriver jusqu'à l'orthopnée pour obtenir ces effets; aussi M. Sée n'est pas en droit de nier ce mécanisme sous prétexte que la sécrétion albumineuse se fait alors qu'il n'y a pas asphyxie.

D'ailleurs, ce n'est pas avec de tels arguments et des vues aussi superficielles que l'on peut nier que l'albuminurie ne soit due à la gêne de la circulation veineuse. Si l'on veut arriver à des données certaines, il faut recourir aux moyens physiques d'exploration : que l'on percute les poumons, le cœur, le foie et les reins; si la percussion ne révèle pas les signes de la congestion de ces organes, alors on a le droit de conclure que l'albuminurie n'est pas due à la gêne de la circulation. S'il en est autrement, il faut, en dépit de toute autre raison, la rattacher à la congestion rénale.

Nous avons vu que dans la diphthérite, M. Bouchut attribue parfois l'albuminurie à une infection analogue à l'infection purulente. Cela est possible, mais M. Bouchut ne l'a nullement démontré.

Dans les bronchites capillaires, dans les bronchites chroniques avec ou sans emphysème, on observe assez communément l'albuminurie. C'est encore à l'embarras de la circulation pulmonaire, suivi de la congestion des reins, qu'il faut rapporter l'albuminurie. Au sujet de la bronchite chronique, je cite l'observation suivante.

OBSERVATION Ire. — Un homme, âgé de 52 ans, séjournait depuis longtemps à l'hôpital pour cette affection qui lui causait parfois une gêne de la respiration poussée très-loin. Dans les premiers jours de juin 1862, on s'aperçut que la face du malade était bouffie, que le corps en général et surtout les extrémités inférieures étaient infiltrées, les poumons très-congestionnés et remplis de râles humides et la respiration très-gênée. Les urines étaient albumineuses ; on constate ces faits en disant, comme on le dit d'ordinaire : c'est une albuminurie ! Le malade prit quelques vomitifs qui le soulagèrent momentanément, mais il n'en continua pas moins à aller de mal en pis ; l'infiltration fit des progrès considérables et l'individu tomba dans un tel état qu'on ne conçut plus aucun espoir de sa guérison.

Toutefois, un soir, pour acquit de conscience et en désespoir de cause, je lui fis deux larges incisions au niveau de chaque malléole externe, afin de donner issue à cette énorme quantité de sérosité qui remplissait les membres. C'est alors que, réfléchissant sur ce cas et sur quelques autres qui se présentaient également à mon observation, je remarquai que les individus avaient bu beaucoup de bière ou d'eau, et c'est de ce jour que je commençai les études qui font l'objet de ce travail. En attendant, je dois dire qu'immédiatement je supprimai toute boisson à ce malade, qui continua à prendre quelques vomitifs les jours suivants. Une amélioration sensible ne tarda pas à se manifester, et, vers le mois d'août, l'infiltration, ainsi que l'albuminurie, avait disparu. L'individu conserva sa bronchite, mais il y eut amélioration progressive.

Au mois de septembre 1863, je le revis, il ne présentait plus trace d'infiltration et se portait assez bien. Je me proposais d'examiner ses urines, quand je le perdis de vue; cependant j'ai tout lieu de croire qu'elles ne contiennent plus d'albumine. Dans ce cas évidemment, ce n'est pas à l'affection pulmonaire seule qu'il faut rattacher l'albuminurie; les boissons aqueuses jouent aussi leur rôle. Toutefois il me serait difficile d'établir leur degré d'action respective, attendu qu'au moment où l'albuminurie se montra chez ce sujet, mon attention n'étant pas éveillée sur ces questions, je ne l'ai pas examiné dans le but de les résoudre.

Il existe encore d'autres maladies de poitrine, la

pneumonie, la pleurésie, la phthisie, etc., qui s'accompagnent parfois d'albuminurie. Est-ce à la gêne de la circulation veineuse qu'il faut attribuer ce phénomène? Je ne le pense pas : en tout cas, je parlerai de ces affections dans un autre chapitre. D'ailleurs, il ne faut point oublier que dans la même maladie, l'albuminurie peut reconnaître tantôt une cause, tantôt une autre : c'est au médecin de savoir la déterterminer. Avant de quitter ce sujet, je dois dire que dans la phthisie, la sécrétion albumineuse me paraît liée le plus souvent à l'hydrémie. Dans quelques cas, la résorption des liquides putréfiés contenus dans les cavernes ne pourrait-elle pas donner lieu à la présence de ces produits dans l'urine ?

Je ne puis passer sans parler de l'hypothèse de M. Jaccoud qui prétend que dans les affections chroniques de poitrine, le catarrhe bronchique, la phthisie pulmonaire, les fonctions digestives sont troublées, et que par suite, elles introduisent dans le sang des produits peu propres à l'assimilation, en même temps que l'affaiblissement progressif du malade rend de plus en plus incomplètes les combustions organiques, et qu'alors l'albuminurie est l'assimilation de ces matériaux anormaux (p. 93). Évidemment ce sont là des assertions qui ont l'avantage de porter avec elles leur réfutation : toutefois je renvoie la discussion de ces hypothèses et de bien d'autres analogues au chapitre 4. J'arrive aux maladies du cœur comme causes d'albuminurie.

Lorsque ces affections ont pour effet d'apporter une

gêne considérable dans la circulation veineuse, on constate assez fréquemment de l'albumine dans les urines. Ce fait a été signalé par bon nombre d'observateurs : En France, par MM. Rayer, Becquerel ; en Angleterre, par MM. Robinson, Todd, Williams. C'est toujours la même explication à donner, c'est-à-dire que la sécrétion albumineuse est la conséquence de la congestion rénale déterminée par un obstacle à la circulation cardiaque. Cependant il ne faut point oublier que dans les maladies du cœur, l'hydrémie se joint souvent, et surtout vers la fin, à la gêne de la circulation.

M. Jaccoud, voulant quand même rattacher ces faits à ses hypothèses, combat l'opinion de ceux qui, dans les maladies du cœur, rapportent l'albuminurie à la congestion rénale. Il dit (p. 97) : « Une fois admise une cause mécanique, elle doit toujours agir de la même façon, elle doit entraîner toujours les mêmes conséquences ; et, puisque toute affection du cœur, quelle qu'en soit la variété, apporte une entrave à la circulation, l'albuminurie devrait se montrer dans tous les cas. Or il n'en est rien, comme chacun sait ; et, si l'on songe en même temps que lorsqu'elle apparaît, c'est le plus ordinairement à une période avancée de la maladie, alors qu'elle est entrée dans cette phase qui mérite à tous égards le nom de *cachexie cardiaque*, on sera sans doute porté à accorder avec nous beaucoup moins d'importance à la cause mécanique, et à en donner bien davantage à la considération du malade ; et en fait, il n'est peut-être point de circonstance où la nutrition soit plus profondément troublée dans son ensemble. » Ces raisonnements sont tout à fait spécieux; une cause mécanique n'agit pas toujours de la même façon et n'entraîne pas toujours les mêmes conséquences. Pour prouver cette proposition, il ne nous sera pas nécessaire de sortir des maladies du cœur. Prenons pour exemple le rétrécissement de l'orifice auriculo-ventriculaire gauche. Tout le monde sait qu'à la suite de cette lésion, le poumon se congestionne, et que parfois il survient des hémoptysies et des apoplexies pulmonaires; mais tout le monde sait aussi que ces derniers phénomènes ne se manifestent pas toujours dans la lésion cardiaque qui nous occupe. Or, de ce que parfois on n'observe pas ces faits, quel est l'homme assez insensé pour oser nier que les hémoptysies et les apoplexies pulmonaires qui se manifestent dans le cours d'un rétrécissement auriculo-ventriculaire ne puissent être dues à cette lésion. Évidemment on n'écouterait point un tel raisonnement. Ce que je dis à propos de l'hémoptysie et de l'apoplexie pulmonaire, je le dirai pour l'œdème de la face, des membres supérieurs, pour l'ascite. La plupart du temps ces faits existent; mais quelquefois ils ne se montrent pas. J'irai plus loin : je demanderai pourquoi, dans les affections du cœur, on voit l'œdème disparaître momentanément, puis revenir. Est-ce que, par hasard, la lésion cardiaque se dissiperait, pour revenir après? Personne, je crois, ne serait tenté de soutenir cette opinion, au moins en ce qui regarde les rétrécissements. Voilà tout autant de questions qu'il serait bien difficile de résoudre avec les raisonnements de M. Jaccoud. En médecine, on commet souvent de ces sophismes ; on oppose des faits négatifs aux faits positifs, s'imaginant que les premiers détruisent les derniers. Il faut bien savoir qu'il ne suffit pas toujours qu'un phénomène existe pour que celui-ci en produise un autre ; il faut de plus qu'il se manifeste avec une intensité supérieure à la résistance qu'il doit vaincre ou qu'il soit environné de circonstances favorables. Aussi, pour en revenir encore à notre sujet, de ce qu'il y a obstacle à la circulation, cela ne veut pas dire qu'il doit toujours y avoir albuminurie. D'ailleurs sachons bien que ce mot *obstacle* ne représente rien d'absolu, et que tout en se servant de cette expression, on désigne un fait bien variable dans son intensité, et qui, pour porter le même nom, n'est pas toujours la même chose. Par la suite, nous aurons encore l'occasion de revenir sur des erreurs de ce genre.

L'auteur que nous combattons cite en faveur de sa théorie l'apparition de l'albuminurie vers la fin des maladies cardiaques, et il trouve que, quand elle se manifeste, c'est une raison pour l'attribuer surtout aux troubles nutritifs. La manifestation tardive de l'albuminurie ne lui est pas plus favorable que son absence. Il n'y a rien à cela de plus extraordinaire que l'ascite, l'œdème des bourses, les épanchements pleuraux, qui surviennent vers la fin des maladies du cœur, alors que les extrémités inférieures sont enflées depuis longtemps. Cette différence dans l'époque de leur apparition s'explique très-bien et est même sou-

mise aux lois physiques. En effet les infiltrations séreuses ne se font que lorsque le sang a acquis dans les
vaisseaux un certain degré de tension ; or, dans le cas
d'un obstacle à la circulation cardiaque, par exemple,
le sang contenu dans les vaisseaux des extrémités inférieures acquerra la tension suffisante pour la transsudation d'une partie de son sérum avant celui qui se
trouve contenu dans les vaisseaux plus rapprochés du
cœur. C'est facile à comprendre : supposons debout
un individu ayant un obstacle à la circulation cardiaque ; chez lui, outre la pression plus considérable
à laquelle le sang se trouvera soumis dans les veines
et les vaisseaux capillaires, en vertu de la gêne de la
circulation, il faut encore ajouter pour les extrémités
inférieures un élément qui intervient par le fait même
de sa position : je veux parler du poids de la colonne
sanguine qui mesure la distance comprise entre les
extrémités inférieures et le cœur. On dira sans doute
que les valvules des veines empêchent le poids de cette
colonne de sang de se transmettre jusqu'aux extrémités. Cela serait vrai s'il n'y avait pas circulation ; mais,
comme le sang qui arrive toujours dans les capillaires
et dans les veines est obligé, pour circuler dans ces
canaux, de soulever les valvules, et par conséquent la
colonne sanguine qui pèse dessus ; il arrive donc que
cette colonne, qui était brisée pour ainsi dire, se re-
constitue dans son entier et pèse de tout son poids,
malgré les valvules, sur le sang qui se trouve contenu
dans les extrémités veineuses et dans les capillaires
qui y aboutissent. Cette action physique explique

pourquoi les extrémités s'infiltrent lorsque le sujet est debout, et se désenflent en partie ou complétement lorsqu'il reste couché. Bien entendu, cela a surtout lieu au début de la manifestation des maladies du cœur ; vers la fin, alors que la gêne de la circulation augmente en même temps que le sang devient plus séreux, ces conditions sont suffisantes pour amener l'infiltration ; l'action de la pesanteur n'est plus nécessaire.

Après ces détails on doit comprendre, ce me semble, l'apparition tardive de l'ascite, des épanchements pleuraux et de l'albuminurie, sans être obligé d'accorder une faveur spéciale à ce dernier phénomène en invoquant pour lui cette expression élastique : *trouble nutritif!*

En terminant ce qui est relatif à l'albuminurie, je dirai que cette sécrétion peut encore se remarquer dans certaines affections convulsives, où, par suite du trouble dans le rhythme des mouvements respiratoires, la circulation veineuse se trouve embarrassée. Ainsi l'on sait que, chez les femmes albuminuriques, l'albumine augmente dans leurs urines après une attaque d'éclampsie. Il n'y aurait rien d'étonnant à trouver ce principe dans le tétanos, ou après une attaque d'épilepsie. Au reste, dans cette dernière affection, on a quelquefois trouvé du sang. (Van Swieten.)

L'influence de la gêne de la circulation sur la production de l'albuminurie étant démontrée, il ne nous sera pas bien difficile de faire voir que ce fait a son analogue dans les infiltrations et les épanchements séreux qui reconnaissent les mêmes causes.

On sait que, depuis les expériences de Lower, qui démontra l'influence de l'obstacle au cours du sang dans les veines sur la production des hydropisies, la plupart des auteurs, Hoffmann, Boerhaave, Morgagni, Milman, etc., ne tardèrent pas à attribuer à cette cause les infiltrations séreuses qui se manifestent chez l'homme. Toutefois, il faut dire que ce sont les observations de MM. Bouillaud, Reynaud et Tonnellé, qui ont mis hors de doute l'action des obstacles à la circulation veineuse dans la production des collections séreuses.

L'expérience de Lower sur la ligature des veines jugulaires est curieuse, non-seulement au point de vue de l'infiltration séreuse consécutive, mais encore à l'égard de l'augmentation dans la sécrétion des glandes salivaires et lacrymales. Il dit (p. 124) : « Après avoir étroitement lié les veines jugulaires d'un chien avec un fil, j'avais observé que toutes les parties situées au-dessus de la ligature s'étaient merveilleusement enflées. Le chien mourut en deux jours, comme s'il eût été suffoqué d'une esquinancie. Pendant tout ce temps non-seulement les larmes lui coulèrent en abondance, mais il lui sortait de la gueule une aussi grande quantité de salive que si ce flux eût été provoqué par des prises de mercure. » (*Traité du cœur*, 1779.)

Il n'y a pas de doute pour moi que Lower eût trouvé de l'albumine dans la salive et les larmes s'il avait eu la pensée et les moyens de rechercher ce principe. D'ailleurs, pour trancher la question, je tâcherai de répéter cette expérience, qui, si elle me donne le résultat que j'en attends, prouvera encore une fois de plus que les glandes sécrètent aussi bien l'albumine que les reins, et que ces organes n'ont pas exclusivement ce privilége que leur accordent les médecins trop bien disposés en leur faveur.

CHAPITRE III.

ALBUMINURIE ET HYDROPISIE DÉTERMINÉES PAR DES CAUSES AGISSANT SUR LES VAISSEAUX CAPILLAIRES, PAR L'INTERMÉDIAIRE DU SYSTÈME NERVEUX.

Les causes qui amènent l'albuminurie en modifiant l'innervation ont été peu étudiées. A ce sujet, on ne trouve guère que quelques expériences dans lesquelles on produisit l'albuminurie en paralysant les vaisseaux des reins. L'examen des diverses circonstances dans lesquelles se sont trouvés les albuminuriques semble, au premier abord, ne pouvoir donner aucune notion de nature à faire croire à une action quelconque du système nerveux dans la production de cette sécrétion albumineuse. Cependant, en réfléchissant à l'action du froid, l'une des causes les mieux établies de l'albuminurie, je crois qu'il n'est pas possible d'expliquer son influence sur les reins, sans mettre en jeu le grand sympathique. Mais, avant d'entrer dans l'étude de cette question, je vais parler de l'albuminurie déterminée sur les animaux en agissant sur diverses parties du système nerveux.

Les vaisseaux capillaires des reins, comme ceux de toute l'économie, présentent dans leurs parois des fibres-cellules dont la contraction détermine le rétrécissement de ces vaisseaux. Ces fibres-cellules reçoivent du grand sympathique des filets nerveux qui leur transmettent l'incitation contractile. Lorsque la communication des parois vasculaires avec le grand sympathique se trouve interrompue, ou que les nerfs de ce système ont perdu leur propriété, alors les vaisseaux paralysés se laissent dilater par le sang.

Les expériences de M. Cl. Bernard démontrent ce fait jusqu'à l'évidence. Ayant coupé, dans différentes régions, les nerfs qui émergent des ganglions du grand sympathique, il remarqua que les parties où allaient se rendre les extrémités périphériques des nerfs coupés se congestionnaient, devenaient plus rouges et plus chaudes. En excitant ces nerfs, ou en les mettant en communication avec une pile électrique, il vit, comme conséquence de la contractilité des vaisseaux, la rougeur disparaître et la température s'abaisser.

Ces faits, sans avoir été observés, avaient déjà été produits par divers expérimentateurs, qui agissaient sur le grand sympathique dans un autre but. Braschet, cherchant à connaître l'influence de ce nerf sur la sécrétion urinaire, fit plusieurs expériences dans lesquelles il coupa tous les filets nerveux qui entourent les vaisseaux des reins. Cette opération dut amener la congestion de ces organes ; et bien que ce fait ne soit pas noté par l'expérimentateur, on doit l'admettre, vu les qualités de l'urine recueillie : elle était rouge, et laissait déposer une matière colorante.

Pensant avec raison qu'en agissant ainsi, il ne coupait pas les nerfs qui se portent dans les parois vasculaires, il eut l'heureuse idée de sectionner complétement l'artère et de rétablir la circulation au moyen d'un tube abouché aux deux bouts du vaisseau. Dans ce cas, l'urine fut plus colorée, et par le repos, il s'y forma un caillot nageant dans un sérum abondant. (*Rech. sur le syst. nerveux gangl.*)

Krimer et Naveau, ayant coupé sur des chiens, soit les nerfs du rein, soit le grand sympathique et la paire vague, constatèrent que l'urine contenait beaucoup d'albumine et de cruor avec peu d'acide urique et d'urée. (Burdach, *Phys.*, tome VIII, page 217.) Ils obtinrent ce résultat, bien qu'ils eussent mis les nerfs coupés en communication avec une forte pile voltaïque : sans doute que la congestion des reins se sera faite soit avant, soit après le courant.

M. Cl. Bernard, en faisant sur des lapins la section du pédoncule cérébelleux, ou en le piquant en arrière, trouva de l'albumine dans les urines plusieurs heures après ces opérations. Schiff a également observé l'albumine dans l'urine des lapins auxquels il avait lésé les pédoncules cérébraux. En détruisant la moelle dorsale, le même produit apparut dans l'urine avec la glycose. M. Longet détermina aussi l'albuminurie après des lésions très-diverses du système nerveux, et en particulier, après la section intra-crânienne du nerf trijumeau. (Longet, *Phys.*, 61.)

Dans ces diverses lésions d'où dérive l'albuminerie, je pense qu'il est résulté une paralysie ou un relâchement des vaisseaux capillaires des reins, par suite une congestion, et enfin la transsudation des éléments du sérum à travers les parois de ces vaisseaux.

A côté de ces expériences, je place, toutefois avec réserve, l'observation suivante, où l'albuminurie pouvait reconnaître pour cause une lésion de la moelle : Hunckel rapporte un cas où il trouva de l'albumine dans les urines d'un individu qui avait éprouvé une forte commotion de la moelle épinière, occasionnée par une chute d'un lieu élevé. — L'urine ne contenait ni urée ni acide urique, et, à mesure que le malade marchait vers la guérison, le dépôt albumineux diminuait, tandis que l'urée et l'acide urique augmentaient. (*Lanc. fr.*, 1834, page 435.) Comme dans cette observation, l'attention n'a pas été éveillée du côté des reins, qui pouvaient être contusionnés, et que de plus l'on ne dit pas que les membres inférieurs fussent ou non paralysés, il va sans dire qu'on ne peut tirer de ce fait aucune conclusion rigoureuse.

Lorsque l'on considère, au point de vue des causes et du mécanisme, l'albuminurie survenue dans ces expériences, on trouve que ce fait a son analogue dans les hydropisies qui affectent quelquefois les membres paralysés. — Ces sortes d'infiltrations ne sont pas rares : Portal en cite plusieurs observations et explique très-bien leur formation. Itard et Chamberet parlent également de l'œdème des membres paralysés.

(Dictionnaire en 60 volumes, tome XXII, page 381, et tome XXXIX, page 249.)

C'est surtout dans les extrémités inférieures, à la suite des affections de la moelle, que l'on observe ces infiltrations. Je me rappelle avoir vu à l'hôpital d'Arras un homme qui avait reçu sur les épaules un fardeau très-pesant. — Le poids et la violence du choc firent fléchir fortement la colonne vertébrale sur le bassin. Immédiatement, les membres inférieurs furent complétement paralysés, sans aucun doute par suite de la déchirure de la moelle épinière. Au bout de quelque temps de séjour à l'hôpital, ils s'infiltrèrent. Ce malade, ayant été reconduit dans sa famille, ne tarda pas à succomber.

J'ai dit que ces hydropysies sont analogues à l'albuminerie qui suit la paralysie des vaisseaux des reins. — En effet, lorsque les membres sont paralysés, les vaisseaux peuvent l'être également, surtout lorsque la paralysie reconnaît pour cause une lésion de la moelle: chacun sait en effet que la substance grise de cet organe fournit au grand sympathique une partie de ses propriétés. Une fois les vaisseaux paralysés, ils se congestionnent, et la tension finit par être assez prononcée pour faire passer à travers les parois capillaires une partie des éléments du sérum. — Cette congestion n'est pas une hypothèse : quelques auteurs l'ont indiquée indirectement en notant que la température des membres paralysés devient quelquefois supérieure à celle des autres parties du corps. Du reste, je ne doute pas que la congestion qui suit la section d'une partie quelconque du grand sympathibue ne soit bientôt suivie d'infiltration. Ce fait s'est probablement produit chez les animaux sur lesquels opérait M. Cl. Bernard ; s'il ne parle pas, dans ses expériences, d'infiltration des membres, il note des épanchements dans les cavités séreuses en coupant les nerfs que ces membranes reçoivent du grand sympathique.

Dans l'étude que je viens de faire, l'albuminurie et l'hydropisie s'expliquent très-bien par la paralysie des vaisseaux capillaires. Actuellement je vais essayer de rattacher à la même cause, ou plutôt au relâchement de ces vaisseaux, les albuminuries et les hydropisies occasionnées par l'action du froid.

Pour rendre cette étude plus facile, et en même temps pour mieux démontrer l'analogie de ces deux phénomènes, au point de vue des causes ou du mécanisme, je parlerai d'abord de l'hydropisie.

L'influence du froid sur la production de l'hydropisie et de l'albuminurie est une notion vulgaire pour le médecin. Très-souvent on a l'occasion de faire des observations de ce genre. Cependant, avant de discuter comment surviennent ces accidents, il est bon de citer quelques faits.

Van Swieten, dans ses commentaires sur les œuvres de Boerhaave, donne comme cause de l'hydropisie l'action du froid sur les individus fatigués et échauffés par une longue marche. Il cite également l'usage immodéré de l'eau, prise au moment des chaleurs. Cette dernière action est tellement bien connue que c'est pour cette raison, dit-il, que les chefs militaires empêchent leurs soldats altérés de boire immodérément. Fodéré a vu des hydropisies se déclarer pendant l'hiver à la suite du passage du Mont-Cenis : « Quelques individus, dit-il, étaient devenus enflés après le passage des rivières ; un beau grenadier, entre autres, qui avait passé à gué la rivière du Tagliamento, étant tout en sueur, était enflé partout comme un tonneau. » (Dict. en 15 vol.) Dans un travail ayant pour objet l'hydropisie accompagnée d'une gêne dans la respiration, Abercrombie donne, comme cause de cette infiltration, l'action du froid sur le corps en sueur. « Ce fut, dit-il, quelques heures après cette cause, ou le jour même que se manifesta l'anasarque. »

Dans certains cas, il y avait de l'albumine dans les urines ; dans d'autres, il n'y en avait pas. Bouvier et Fouquier ont cité dans *la Lancette française* (1832, p. 375 et 377), chacun un cas d'hydropisie ayant eu également pour cause le froid. Dans l'un, il est noté que, immédiatement après le frisson, l'individu but une grande quantité d'eau froide.

D'après M. Andral, il serait commun de voir, dans les pays équatoriaux, des individus pris en quelques heures d'anasarque pour avoir été exposés subitement à la même cause. Le même auteur a observé le fait suivant, qu'il rapporte dans son *Traité d'hématologie* : Un jeune homme fortement constitué reçoit, au moment où il était endormi, un pot d'urine froide sur le corps en sueur. Il se lève pour poursuivre les auteurs de cet acte, se refroidit beaucoup et reste glacé.

Dès le lendemain, il s'aperçoit qu'il est un peu enflé, et graduellement l'hydropisie fait des progrès, de sorte qu'après peu de jours il entre à la Charité avec une anasarque considérable et un commencement d'ascite. Ses urines contiennent de l'albumine.

M. Andral cite ce fait pour expliquer l'anasarque par l'existence de l'albuminurie dont la cause aurait été, pour lui, l'action du froid sur les reins. Nous reviendrons sur cette interprétation qui ne nous paraît pas exacte.

Dans un travail tout récent sur l'anasarque et l'albuminurie, le Dr Dufresne, de Genève, cite aussi plusieurs cas d'hydropisie reconnaissant la même cause. Chez quelques individus, il y avait de l'albumine dans les urines ; chez d'autres, il n'y en avait pas.

Enfin, depuis que les auteurs modernes ont considéré l'albuminurie comme cause d'hydropisie, et qu'ils ont cru devoir changer le nom de l'affection, on a rapporté sur l'albuminurie une foule d'observations dans lesquelles on donne comme cause fréquente de cette affection l'action du froid. Il est bien certain, comme nous le démontrerons plus bas, que cette action a déterminé directement l'hydropisie, et que ce phénomène n'est pas consécutif à l'albuminurie, comme on le prétend.

En commettant cette erreur, les auteurs modernes sont devenus moins sages que les anciens : ils ont méconnu les rapports naturels des phénomènes pour en établir d'arbitraires.

Non-seulement les médecins, mais encore les vétéri-

naires, ont assez souvent l'occasion d'observer l'hydropisie à la suite de la cause qui nous occupe. Ainsi, il
n'est pas très-rare de voir cette affection se développer
chez les animaux qui, la nuit, restent à l'air humide,
couchés sur un terrain frais ; on l'observe encore chez
ceux qui vont à l'eau alors qu'ils sont en sueur, ou qui
boivent une grande quantité de ce liquide. M. Bouley
a vu plusieurs fois l'ascite se développer sur des chiens
qui avaient bu beaucoup d'eau, ou s'étaient jetés dans
un courant, alors qu'ils venaient de faire une longue
course.

Outre ces cas d'hydropisie et d'albuminurie se ma-
nifestant chez les individus en pleine santé, il en est
d'autres qui se montrent dans la convalescence de
certaines maladies, et spécialement après l'érysipèle
et les fièvres éruptives, surtout la scarlatine. On a
voulu établir une relation entre ces affections et l'hydropisie accompagnée ou non d'albuminurie, je ne
sais trop pourquoi ; et l'on ne voit pas, en effet, ce qui
peut faire établir un rapport de causalité entre la
scarlatine avec anasarque, par exemple, et l'albuminurie. Voici comment M. Jaccoud s'explique à ce
sujet :

« Sous l'influence du refroidissement auquel s'ex-
pose un malade convalescent de scarlatine, les fonctions de la peau, déjà plus ou moins rétablies, se sup-
priment de nouveau ; les matières albuminoïdes, incomplétement transformées, qui constituent le principe
essentiel des produits cutanés, privées de leur voie
normale d'excrétion, sont éliminées par le rein, dont

l'action compensatrice de celle de la peau est suffisamment connue : c'est alors que la chaleur et l'acide
nitrique révèlent dans l'urine la présence des composés
albuminoïdes. »

Dans cette prétendue explication de l'albuminurie,
suite de scarlatine, je ne vois que des hypothèses qui
seront réfutées dans le cours de cet article ou dans le
suivant.

Pour moi, dans l'hydropisie et l'albuminurie qui
reconnaissent pour cause l'action du froid, je ne vois
aucune différence dans la production de ces accidents,
soit qu'ils se manifestent chez un individu bien portant ou qu'ils surviennent dans la convalescence d'une
fièvre continue ou d'une fièvre éruptive. Dans les
deux cas, ils reconnaissent la même cause et marchent
de la même façon ; seulement, il faut savoir que, dans
la convalescence des fièvres éruptives, les sujets se
trouvent dans des conditions favorables à l'action du
froid : ainsi, la desquamation qui a lieu, surtout dans
la scarlatine, rend la peau plus sensible ; de plus, par
suite de la diète et des phénomènes qui ont constitué
la maladie, le sang, ayant perdu une partie de ses
éléments azotés, est devenu plus aqueux, et par cela
même plus propre à amener des épanchements séreux.
Telles sont, à mon avis, les conditions que l'on ne
rencontre pas chez les individus bien portants, et qui
favorisent le développement de ces infiltrations séreuses qui surviennent dans la convalescence des
fièvres éruptives.

C'est surtout à la suite de la scarlatine que l'on voit

l'hydropisie se manifester. On l'observe plus rarement dans la rougeole; on la voit quelquefois après la suette miliaire, la variole. Loos a écrit qu'en 1762, tous les enfants tombaient dans l'anasarque à l'issue de la variole. A côté de ces cas, je placerai comme se développant dans des conditions à peu près analogues l'œdème et l'albuminurie qui affectent les nouveaunés, dont la peau est si sensible aux impressions; pour ces derniers cas, l'action du froid a été également regardée comme la cause la plus fréquente des accidents. Tous les pathologistes sont d'accord pour la considérer comme exerçant son influence dans la grande majorité des cas; et lorsqu'on ne l'a pas découverte, l'on peut se demander si l'action n'avait pas eu lieu, mais dans des limites assez faibles pour ne pas attirer l'attention des malades, qui souvent sont des enfants, ne sachant pas rendre compte de leurs impressions.

Comme dans l'anasarque qui survient d'emblée, sans être précédée d'aucune autre affection, tantôt l'hydropisie est accompagnée d'albuminurie, tantôt elle existe isolément. MM. Guersant et Blache, ayant réuni leurs observations à celles de MM. Ch. Baron, Becquerel, Rilliet et Barthez, ont trouvé que, dans l'anasarque qui arrive à la suite de la scarlatine, l'albumine manquait dans un tiers des cas.

Quelquefois l'albumine se montre dans les urines après le début de l'hydropisie, et cela peut-être plus fréquemment qu'on ne le pense.

M. Tardieu rapporte, dans les *Bulletins de la Société*

anatomique (1841), une observation curieuse sous plusieurs rapports. Il s'agit d'un jeune homme âgé de 18 ans, devenu hydropique à la suite d'une scarlatine, et traité au mois de janvier 1841 dans les salles de M. Rayer. Alors cet individu n'était point albuminurique. Il quitta l'hôpital en convalescence, mais en conservant encore un peu d'infiltration. Cinq semaines après, il revint affecté d'un œdème considérable, d'une ascite et d'une albuminurie bien marquée. Le 26 février, il est pris d'une attaque épileptiforme, reste pendant deux jours dans le coma, puis reprend toutes ses facultés et semble aller mieux. Au bout d'un mois, une attaque semblable se manifeste, et est suivie de mort en quelques heures. L'urine avait cessé d'être albumineuse les deux derniers jours. A l'autopsie, on trouve un foyer apoplectique à la partie postérieure de l'hémisphère gauche du cerveau. Les reins offrent les caractères de la maladie de Bright à la seconde période ; ils présentent un piqueté rouge et un commencement d'anémie.

Voilà un grand nombre de faits qui peuvent se résumer dans les propositions suivantes : L'action du froid, souvent jointe à l'ingestion d'une plus ou moins grande quantité de boissons, détermine quelquefois une hydropisie chez les individus bien portants, ou dans la convalescence d'une fièvre éruptive ou continue. Tantôt l'hydropisie existe isolément, tantôt elle est accompagnée par l'albuminurie. Dans ce dernier cas, jamais on n'a vu l'albuminurie précéder l'hydropisie, tandis que l'on a quelquefois observé le contraire. Toujours, lorsque l'on a observé l'albuminurie à la suite de l'action du froid, les individus étaient hydropiques; et c'est même parce que l'on observe l'hydropisie que l'on est conduit à rechercher l'albumine dans les urines.

L'observation ne permet donc pas, dans les cas qui nous occupent, de considérer l'albuminurie comme le point de départ des accidents. Il est vrai que l'on ne peut pas soutenir que l'hydropisie précède toujours l'albuminurie, mais il serait contraire à l'observation d'admettre le fait opposé. Car, même dans les cas où l'on observe les malades plusieurs jours après le développement des accidents et que l'on constate l'infiltration et l'albuminurie, il n'est pas possible de placer ce dernier phénomène au premier rang dans l'ordre d'évolution; d'une part, parce que l'hydropisie se montre souvent quelques heures après l'action du froid et que, lorsqu'elle devient manifeste pour le médecin ou pour le malade, ce n'est pas le moment où elle commence, mais que déjà, il s'est écoulé un certain temps entre le début de la sécrétion séreuse et l'époque où elle est assez abondante pour éveiller l'attention de l'observateur; d'autre part, parce qu'en admettant même, ce qui n'est pas prouvé, que l'albuminurie précède de quelques heures l'hydropisie, il serait ridicule d'attribuer cette hydropisie aux quelques décigrammes, quelques grammes au plus, d'albumine que le sang aurait perdus.

On voit donc que dans l'hydropisie et l'albuminurie consécutives à l'action du froid, on ne peut faire
du dernier phénomène la cause du premier qu'en se
résignant à faire abnégation de sa raison et à tout
accepter sans examen. Forcément il faut conclure de
cet exposé que l'hydropisie et l'albuminurie occasionnées simultanément par l'influence du froid sont deux
effets qui reconnaissent la même cause et qui doivent
être placés sur le même rang ; que, lorsque l'albuminurie se montre plusieurs jours après l'hydropisie,
ou elle reconnaît pour cause une nouvelle action du
froid dont l'influence primitive n'avait pas été assez
énergique pour la déterminer, ou, ce qui est sans doute
plus probable, elle doit être rattachée à l'hydropisie.

Certes, voilà des propositions qui sont loin de
s'accorder avec les idées généralement reçues. En
effet, depuis que l'on a intronisé la maladie de Bright,
ou la néphrite albumineuse, comment raisonne-t-on,
lorsqu'on se trouve en présence d'un individu devenu hydropique, à la suite du froid par exemple ? Le
premier soin du médecin est d'examiner les urines ;
s'il trouve de l'albumine, s'adressant immédiatement
à ceux qui l'entourent, il leur montre le précipité albumineux avec une satisfaction et un contentement
dignes d'une meilleure découverte. Puis, raisonnant
comme le maître, il dit : L'hydropisie est l'effet de
l'albuminurie, celle-ci est l'effet d'une altération des
reins ou d'une néphrite albumineuse au premier degré
si les symptômes sont récents; on arrive aux derniers

degrés si les accidents durent depuis longtemps. Dans le premier cas, c'est une maladie de Bright ou une néphrite albumineuse à l'état aigu; dans le second, l'affection est dite chronique. Voilà donc le médecin qui fabrique de toutes pièces une maladie spéciale avec ses altérations anatomiques et ses symptômes; satisfait alors de son examen, il commence, pour peu qu'il soit polypharmaque, à prescrire à son malade les médicaments qui ont pour mission de s'attaquer à la maladie de Bright; je laisse deviner le reste.

Tout irrationnel que soit ce raisonnement essentiellement contraire aux faits, on l'adopte tous les jours.

On suit cette marche, bien que la plus légère attention fasse reconnaître qu'elle est en opposition avec l'ordre naturel des choses. On place l'hydropisie au dernier rang, bien qu'elle ait vu naître sa sœur l'albuminurie en même temps qu'elle ou après; on fait mieux, on la considère comme la fille bien-aimée de cette dernière, quoiqu'elle ait le droit d'exister sans sa prétendue mère!

En voyant ces relations arbitraires, je dirai même choquantes pour le sens vulgaire, établies par des hommes recommandables, et adoptées par la généralité des médecins, il y aurait de quoi s'étonner si l'on ne savait que la recherche des rapports naturels des choses est souvent l'écueil des intelligences, et si l'histoire ne nous apprenait que les médecins sont souvent trop dociles à la parole du maître: crédulité, agréable sans doute pour celui qui la possède, en ce sens qu'elle l'affranchit des peines qui s'attachent à tout examen sérieux, mais essentiellement funeste au progrès!

Cependant il serait injuste d'appliquer ce reproche à tous les médecins; quelques-uns ont senti le ridicule de cette manière de procéder; ils ont, dans certains cas, considéré l'hydropisie et l'albuminurie comme des phénomènes analogues; mais ils ont encore conservé trop de respect pour les idées reçues, en continuant à admettre une maladie de Bright ou une néphrite albumineuse, et en disant qu'il ne faut pas confondre cette affection avec l'anasarque aiguë accompagnée d'albuminurie. Il est bon de remarquer qu'ils se sont bien gardés de nous donner les caractères propres à faire éviter cette confusion contre laquelle ils cherchent à nous mettre en garde.

A présent que j'ai fait voir l'ordre dans lequel l'albuminurie et l'hydropisie se manifestent à la suite de l'action du froid, comment expliquer le mode d'apparition de ces phénomènes?

Les observateurs, ayant remarqué que la plupart des sujets atteints d'anasarque, avaient reçu l'impression du froid ayant le corps en sueur, se sont dit que la cause de l'hydropisie était la répercussion ou la suppression de la sueur, quelques-uns ont même soutenu que la rétention des éléments de la sueur altérait le sang, et que cette altération pouvait être la cause de l'hydropisie.

Ces explications ou plutôt ces phrases vides de sens, dont quelques-unes ont l'avantage d'une ancienne origine, n'ont pas manqué de se perpétuer et de prendre racine, comme quelque chose de parfaitement clair. Cependant qu'est-ce que cela signifie? Absolument rien, si ce n'est l'ignorance de la question? En effet, est-ce qu'il est nécessaire de suer pour que les fonctions s'exécutent régulièrement, comme il est indispensable d'uriner? Est-ce que ce n'est pas toujours accidentellement que l'on sue, c'est-à-dire lorsque la température du corps s'élève, soit par l'ingestion des boissons chaudes, soit par un travail soutenu, soit par le séjour dans une température élevée, et encore il est quelques personnes qui dans ces conditions suent difficilement? Est-ce que pour avoir de la sueur, les chimistes n'ont pas dû placer les individus dans une étuve, ou les engager à se livrer à un travail fatigant, et dans ces conditions on sue, non pas parce que c'est un produit qui doit être excrété, mais parce que, sous l'influence de la chaleur, les vaisseaux capillaires de la peau se sont congestionnés et ont fourni, par suite de leur tension, une quantité plus ou moins considérable de fluide aqueux aux glandes sudoripares. On sue donc parce que l'on a chaud, et non pas parce qu'il est nécessaire d'éliminer cette sueur du sang; ce qui le prouve, c'est que l'on se porte parfaitement sans suer.

Cela étant admis, qu'arrive-t-il si le froid vous saisit brusquement au moment où l'on a le corps en sueur? Immédiatement sous cette impression, les vaisseaux capillaires se contractent, le sang qu'ils contiennent reflue dans les gros vaisseaux, et forcément la sueur s'arrête avec la cause qui l'avait amenée. Eh bien! si dans ces conditions il survient une anasarque, peut-on dire raisonnablement qu'elle soit due à la suppression ou à la répercussion de la sueur? Certes, l'on pourrait considérer ce fait comme cause, si l'on devait suer comme l'on doit uriner; mais, je le répète, comme on ne sue qu'accidentellement, il n'y a donc pas à admettre comme cause de l'hydropisie la suppression d'un produit qui normalement reste dans le sang sans accident. Bien plus, je dis que la sueur que l'on rend est une raison pour s'opposer à la manifestation de l'hydropisie, en faisant perdre au sang une grande partie de son eau. J'ajoute encore que, si la suppression de la sueur était réellement la cause, l'hydropisie aurait lieu au moment du froid. Or, c'est tout le contraire que l'on observe; alors les parties diminuent de volume, et ce n'est qu'au moment de la chaleur que commence l'hydropisie, si elle doit avoir lieu.

Comment donc agit le froid pour causer l'hydropisie? Pour arriver à démontrer le mode productif de cette secrétion séreuse, il ne sera pas nécessaire de faire des hypothèses; nous n'avons qu'à examiner ce qui se passe dans ces conditions. Voyons d'abord quelle est l'action du froid sur l'économie. J'établis cette proposition que l'on ne me contestera pas : Le froid détermine la contraction musculaire; soumises à son impression, les fibres-cellules de la peau et des vaisseaux capillaires se contractent: comme conséquence, pâleur livide des téguments, chair de poule, diminution de volume des extrémités ; si l'action du froid est plus intense, il se manifeste, par action réflexe, des tremblements et des claquements de dents ; enfin l'impression étant encore plus énergique, il arrive des convulsions et quelquefois la mort.

Pendant ces phénomènes le sang reflue dans les gros vaisseaux, sa tension augmente dans les artères ; ce qui le prouve, c'est l'augmentation du cœur gauche par l'influence du froid. Le même fait se produit en enroulant une bande serrée autour des deux membres inférieurs. Plusieurs fois j'ai répété cette expérience et j'ai noté une augmentation d'un centimètre et demi dans le diamètre transversal du cœur gauche. On arrive à un résultat analogue en comprimant les artères fémorales. On comprend les heureuses applications que l'on peut faire de ces données à la pathologie du cœur et des artères, et on les explique par le rétrécissement des vaisseaux capillaires qui s'oppose au libre cours du sang et le force à s'accumuler dans les artères.

Voyons maintenant quelle est l'action de la chaleur ? Sous l'influence de cet agent survient un relâchement dans la contractilité musculaire, et, par suite, des phénomènes opposés à ceux déterminés par le froid.

En effet, au moment de l'action de la chaleur, on voit les téguments rougir, se congestionner ; le corps augmente de volume, surtout, au moins d'après les apparences, vers les extrémités. Ces phénomènes indiquent, sans aucun doute, un amas considérable de sang dans les vaisseaux capillaires, dont les parois se sont relâchées par l'action de la chaleur. Ce relâchement dans la contractilité musculaire se manifeste non-seulement pour les fibres de la vie organique, mais encore pour les muscles de la vie de relation ; il y a même affaiblissement dans l'innervation : de là cette faiblesse musculaire, cette aversion pour les mouvements, cette apathie et cette inaptitude pour les travaux intellectuels que l'on éprouve lorsqu'il fait très-chaud, et que l'on voit se manifester à un très-haut degré sous les tropiques.

Outre l'effet du relâchement des vaisseaux capillaires, effets comparables à ceux qu'amène la section du grand sympathique, il faut encore ajouter que, sous l'influence d'une température élevée, le sang, soumis aux mêmes lois physiques que tous les corps, augmente de volume, et contribue ainsi à dilater les vaisseaux.

Actuellement que nous connaissons l'action du froid et du chaud sur les vaisseaux capillaires, nous sommes en mesure d'expliquer comment viennent l'hydropisie et l'albuminurie occasionnées par le froid. Un individu soumis à cette dernière influence éprouve les effets que je viens d'indiquer. Le froid cessant d'agir, les vaisseaux se relâchent rien que par cette sorte d'épuisement, si je puis ainsi dire, qui suit toute contractilité soutenue. Et ils se relâchent d'autant mieux que, pour se soustraire à l'action du froid, le sujet se place dans une température souvent très-élevée. Alors les vaisseaux capillaires, n'opposant plus de résistance à

la pression du sang, se laissent dilater; et ils se dila-
tent d'autant plus facilement que, pendant l'action du
froid, le sang qui s'était accumulé dans les artères se
précipite alors dans les petits vaisseaux avec une tension supérieure à la tension ordinaire et de plus, avec
une vitesse qui ajoute à la pression. Il y a donc alors
trois causes qui favorisent la dilatation des vaisseaux
capillaires : 1° le relâchement des parois vasculaires;
2° la tension artérielle devenue supérieure à la tension
ordinaire; 3° la vitesse qu'acquiert le sang en se pré-
cipitant dans les vaisseaux relâchés. A ces trois causes
j'en joins une quatrième qui existe dans la majorité
des cas. On sait que les individus soumis à l'action du
froid ont ordinairement soif, et qu'ils boivent, soit
pour satisfaire ce besoin, soit pour se réchauffer; ils
boivent surtout au moment où la chaleur revient: ajoutons encore que quelquefois le refroidissement a été
amené par l'ingestion d'une grande quantité de boissons froides. L'absorption de ces liquides ne laisse pas
que d'augmenter la tension du sang et de le rendre
plus apte à transsuder à travers les parois des petits
vaisseaux. Une fois que ces conditions existent, que
peut-il se passer? tout ce que l'on voit soit dans les
obstacles à la circulation veineuse, soit dans l'hydrémie, soit dans la paralysie des vaisseaux, c'est-à-dire
que la pression considérable à laquelle le sang se
trouve soumis fait passer au travers des parois des
capillaires les éléments du sérum en proportion variable : d'où épanchements séreux dans le tissu cellulaire et dans les cavités séreuses, Ce phénomène se

produit d'autant mieux que, dans ces circonstances, plusieurs conditions se trouvent réunies pour concourir au même but.

Cette théorie, qui n'est que l'enchaînement naturel des faits, est encore appuyée par l'observation des auteurs qui ont noté que, au moment où se manifestait l'anasarque aiguë, la peau est rouge, chaude, tuméfiée et quelquefois légèrement douloureuse.

Après ces détails, on voit que ce n'est pas le froid qui amène directement l'hydropisie, mais qu'il n'a d'action que par la chaleur et le relâchement vasculaire qui lui succèdent. Si l'on était toujours soumis à l'action du froid, on ne deviendrait pas hydropique. Ainsi, on ne trouve dans Larrey aucun cas d'hydropisie parmi les soldats qui moururent glacés lors de la campagne de Russie; mais cet auteur en rapporte un exemple bien remarquable survenu chez Sureau, au moment où il s'était placé dans une température élevée, après avoir eu très-froid. « Le pharmacien en chef de la garde, dit-il, M. Sureau, était arrivé à Kowno sans accident; seulement ses forces étaient affaiblies par le froid et l'abstinence. On lui offrit un asile dans une chambre très-chaude de l'hôpital : à peine eut-il passé quelques heures dans cette atmosphère nouvelle pour lui, que ses membres qu'il ne sentait plus, se tuméfièrent, et bientôt après il expira dans les bras de son fils et de l'un de ses collaborateurs, sans pouvoir proférer une seule parole. » (*Mémoires de Larrey*, tome IV.)

Cet effet de la chaleur sur la paralysie des vaisseaux capillaires, et, par suite, sur leur congestion, est tellement prononcée, que l'on voit quelquefois des hémorrhagies se produire dans ces circonstances. Ainsi Boerhaave parle, dans sa *Chimie*, d'une expérience qui fut faite sur un chien. On le renferma dans l'étuve d'une raffinerie de sucre ; à mesure que les sueurs devinrent plus abondantes, on vit paraître des hémorrhagies par diverses voies ; ce qui semble à l'auteur un signe de dissolution du sang (*Compendium de médecine*, tome IV, page 479).

Puisque l'observation nous prouve que l'hydropisie ne survient que par la chaleur qui suit l'action du froid, nous pouvons déjà établir qu'il est dangereux de se réchauffer trop brusquement lorsque l'on a été vivement saisi par le froid.

A ces causes immédiates de l'hydropisie en succède une autre, qui se manifeste lorsque l'infiltration est produite, et qui a lieu dans toutes les hydropisies, quelles que soient leurs causes ; je veux parler des qualités nouvelles qu'acquiert le sang en perdant une partie de ses éléments. En effet, l'hydropisie se produisant, il s'épanche dans le tissu cellulaire, dans les cavités séreuses, une quantité variable de sérosité qui devient étrangère au sang, et se trouve là comme si elle avait été rejetée en dehors. Par suite de cette sécrétion séreuse, le sang perd non-seulement une partie de son eau, mais encore de ses sels, de son albumine et quelquefois de sa fibrine. Parmi ces pertes, il en est une qui se répare immédiatement : c'est l'eau. Aussi est-ce un symptôme presque constant chez les hydropiques que celui de la soif : *Quo plus sunt potæ, plus sitiuntur aquæ.* Si la perte d'eau peut se réparer immédiatement, il n'en est pas de même pour les principes albuminoïdes qui se retrouvent d'autant moins, qu'en ces circonstances les individus ne mangent pas. En recevant de l'eau sans les autres éléments, le sang devient donc plus séreux et par cela même plus propre à la transsudation. Et au fur et à mesure que l'hydropisie se prononce, il acquiert graduellement les conditions favorables pour la produire.

Il se passe là, comme dans la plupart des actes de l'organisme, un cercle de cause à effet qui tend à perpétuer le mal. Et, soit en dit en passant, la funeste habitude de considérer les faits isolément nous fait méconnaître cette importante notion qui résulte de la corrélation qui existe entre les diverses propriétés et fonctions organiques considérées soit à l'état sain, soit à l'état anormal.

A cet exposé j'ajoute qu'il est probable que l'anasarque qui se montre parfois dans le cours d'une fièvre intermittente a un mécanisme analogue à l'hydropisie qui succède à l'action du froid.

La manière dont se produit cette hydropisie, son influence sur elle-même, étant étudiées, voyons comment apparaît l'albuminurie.

Il y a dans cette question deux cas à considérer : ou l'albuminurie se manifeste au moment même de l'anasarque, ou elle vient après.

Dans le premier cas, je soutiens que son mode d'apparition est complétement analogue à celui de l'anasarque. Et voici comment : sous l'influence du froid, les capillaires des organes internes se resserrent

comme ceux de la peau. Cette proposition va évidemment rencontrer des contradicteurs ; car on admet
comme un fait évident que le froid refoule le sang
dans l'intérieur des organes internes. C'est là une proposition générale émise comme tant d'autres à la légère, et sans la moindre étude. L'action du froid sur
la circulation des organes internes est une question
qui me paraît très-importante, et pour l'étude de laquelle il reste beaucoup de choses à faire. J'ai acquis
quelques notions à ce sujet ; mais, comme, pour les faire
connaître, je devrais entrer dans des détails qui se rapportent à une affection dont j'ai des motifs pour ne
pas parler actuellement, je ne puis qu'émettre cette
proposition sans donner les faits sur lesquels elle
s'appuie ; je le regrette, mais je promets de m'expliquer plus tard à ce sujet. Au reste, cela n'est même
pas nécessaire, puisque l'on peut démontrer la proposition suivante : La chaleur congestionne les organes internes, de même qu'elle congestionne les vaisseaux capillaires périphériques. Tout le monde sait
que, sous les tropiques, et même dans nos climats au
moment des grandes chaleurs, il est très-fréquent
d'observer des congestions pulmonaires, et même,
comme conséquence, des morts subites. Le même
effet s'observe sur le foie et même sur les reins ; d'où
l'hématurie qui est si fréquente dans les pays chauds.
Or, puisqu'après l'action du froid, alors que la chaleur revient, les vaisseaux capillaires de la peau et du
tissu cellulaire sous-cutané se congestionnent ; puisque, par l'action de la chaleur, les capillaires internes

se congestionnent également comme ceux de la péri-
phérie, il faut donc admettre que, dans le cas qui
nous occupe, l'albuminurie reconnaît la même cause
que l'anasarque, c'est-à-dire la congestion des reins
consécutive à l'action du froid.

Cette proposition se trouve encore prouvée par des
faits analogues qui ont lieu dans les autres organes.
Ainsi, outre l'anasarque, on voit quelquefois se manifester en même temps l'œdème des poumons.
Sans doute, c'est à cette lésion qu'il faut rapporter
cette dyspnée, cette oppression qu'éprouvaient les
malades dont parle Abercrombie; lésion à laquelle il
rattachait l'anasarque dont ils étaient en même temps
affectés.

C'est surtout Legendre qui a bien étudié l'œdème
des poumons qui se manifeste en même temps que
l'anasarque, à la suite de la scarlatine.

Il rapporte sur cette lésion 6 cas dont 4 furent
constatés par l'autopsie. Parmi ces cas, il en est qui
ont débuté au moment même où commençait l'anasarque. Non-seulement on observe l'infiltration des
poumons, mais parfois des épanchements dans les
séreuses, même sans anasarque. Ainsi, nous avons déjà
dit que M. Bouley avait constaté plusieurs fois une
ascite simple sur des chiens qui s'étaient jetés tout en
sueur dans un courant d'eau, et qui avaient bu une
grande quantité de ce liquide.

Il est bien entendu que, pour rattacher aux mêmes
causes que l'anasarque les épanchements séreux ou
les infiltrations qui se font à l'intérieur, il faut que
ces derniers phénomènes se manifestent au moment

même où apparaît l'anasarque ; car, lorsqu'ils apparaissent plusieurs jours après, on peut les considérer comme la conséquence de l'altération qui survient dans la proportion des éléments du sang.

D'après ces détails, je crois qu'il est permis de considérer l'albuminurie et l'hydropisie qui se manifestent simultanément à la suite de l'action du froid comme deux phénomènes qui n'ont aucun rapport de causalité, mais qui doivent être placés sur le même rang, et considérés comme le résultat des mêmes causes. Ce qui ne veut pas dire qu'une fois qu'ils existent, ils ne puissent avoir une action l'un sur l'autre.

Au moment où l'albuminurie apparaît dans ces conditions, les urines présentent des caractères qu'il importe d'examiner : elles sont rendues en petite quantité, épaisses, rougeâtres, semblables, d'après la comparaison de quelques auteurs, à la lavure de chair. Ce dernier caractère s'observe surtout lorsque l'albuminurie succède à la scarlatine. Ces modifications de l'urine peuvent tenir à plusieurs causes : ou à l'infiltration séreuse qui produirait sur l'urine un effet analogue à celui de la sueur, ou à l'obstruction d'un plus ou moins grand nombre de tubes urinifères par le sang coagulé.

En effet, les globules sanguins trouvés dans l'urine indiquent et la congestion des reins et la rupture de quelques vaisseaux ; l'obstruction des tubes urinifères par le sang est également un fait constaté par les micrographes ; or, un grand nombre de tubes obstrués peuvent s'opposer à l'écoulement d'une certaine quantité d'urine, de même que l'obstruction de l'uretère supprime complétement cet écoulement.

Je crois que l'on peut rapprocher de l'albuminurie qui se manifeste dans les conditions que je viens d'indiquer, celle que l'on a observée parfois dans le second stade des fièvres intermittentes.

Thénard a trouvé que les urines rendues dans ce stade précipitaient quelquefois par le bichlorure de mercure. Martin-Solon fit la même remarque. Mais il faut dire que dans les cas cités par cet auteur, on peut douter et même être persuadé qu'il n'a pas toujours eu affaire à l'albumine; car, le précipité qu'il obtenait par l'acide azotique était dissous par la chaleur, ce qui indique la présence de [l'acide urique ou du nitrate d'urée. Il rapporte un seul cas où il obtint un précipité par la chaleur.

Ayant étudié les causes et le mécanisme de l'albuminurie dans le cas où elle se manifeste en même temps que l'anasarque, voyons maintenant son mode d'apparition lorsqu'elle lui est consécutive. Alors ou elle reconnaît pour cause une nouvelle action du froid, ou elle est causée par l'anasarque, c'est sans doute le cas le plus fréquent. Cette proposition, qui est précisément le contraire de ce que l'on admet généralement, a besoin de recevoir des développements qui la prouveront facilement. On ne voit que trop souvent les hydropisies occasionnées par le froid s'accentuer de plus en plus tous les jours, et augmenter graduellement jusqu'à la mort du malade. J'ai dé-

montré plus haut que la tendance qu'ont les épanchements et les infiltrations séreux à se prononcer de
plus en plus tenait à l'altération du sang qui devient
plus séreux et plus transsudable. Or, ainsi que nous
le dirons plus bas, l'on sait que l'abus des boissons
aqueuses, que l'injection de l'eau dans les veines, sont
des causes qui amènent l'albuminurie en augmentant
la tension vasculaire, et en changeant le rapport qui
existe entre les proportions des éléments du sang.
Donc, puisqu'il est prouvé que l'hydrémie donne lieu
à l'albuminurie, il est donc également prouvé que
l'hydropisie peut avoir la même conséquence, puisque
par la perte d'une partie du sérum et par les boissons qui l'accompagnent, les sujets deviennent hydré-
miques. Aussi, lorsque l'albuminurie qui succède à
l'anasarque ne pourra être rattachée à une nouvelle
action du froid, ou devra la considérer comme un
effet médiat de l'infiltration séreuse.

Une fois que ces deux phénomènes existent chez
un malade, ils tendent à perpétuer le mal, et l'affection passe à l'état chronique à moins qu'un traitement bien dirigé ou que des circonstances favorables fassent que le sang perde les conditions qui
favorisent la transsudation de son sérum.

La maladie, une fois passée à l'état chronique, se
termine d'ordinaire par la mort, et à l'autopsie on
trouve, entre autres choses, dans le rein des altérations de structure que l'on considère comme la cause
des accidents, bien qu'elles ne soient venues qu'en dernier lieu et qu'elles doivent être placées, considérées

au point de vue de leurs causes, sur le même rang que l'albuminurie, ainsi que nous le démontrerons au chapitre de l'altération rénale.

Après les développements dans lesquels je viens d'entrer, je crois avoir démontré que le tableau pathologique décrit sous les noms de néphrite albumineuse, maladie de Bright, et ayant pour caractère anatomique une lésion des reins, comme symptôme de cette lésion, une albuminnrie, puis, comme conséquence, l'appauvrissement du sang et l'hydropisie, est une œuvre factice en complet désaccord avec l'observation de chaque jour, du moins autant que ces symptômes sont causés par le froid. Je crois m'être assez étendu sur les rapports de ces phénomènes, pour qu'il soit inutile d'y revenir. En terminant ce chapitre, je dirai que l'on a quelquefois observé l'albuminurie dans les brûlures. Je mentionne simplement ce fait sans savoir comment l'expliquer.

CHAPITRE IV.

ALBUMINURIE ET HYDROPISIE DÉTERMINÉES PAR LA PLÉTHORE OU PAR L'HYDRÉMIE.

L'action de la pléthore et celle de l'hydrémie étant analogues sous quelques rapports, je réunis leur étude dans un même chapitre. Seulement, nous verrons qu'outre le mode d'action commun, il se joint à l'hydrémie certaines conditions qui favorisent l'hydropisie et l'albuminurie.

Dans cette étude, restant toujours fidèle au but que je me suis proposé, je montrerai successivement et le mode de production de ces deux phénomènes, et leur similitude au point de vue des causes et du mécanisme. Je commence par l'action de la pléthore.

Quoique les auteurs ne se soient guère occupés de l'influence de cet état du sang sur l'albuminurie, on peut dire cependant que les expériences et les observations mettent cette action hors de doute. Ainsi, de même que la tension artérielle cause, suivant son degré, la sécrétion d'une plus ou moins grande quantité d'urine, de même elle agit aussi sur les qualités de ce liquide.

Ludwig et Gool ont fait connaître la première action : un chien à jeun, ayant le sang de l'artère carotide soumis à la pression de 0,076 millim., rend en une minute 0,8 gr. d'urine. Un autre, en pleine digestion, dont la pression dans le même vaisseau est de 0,134 millim., rend 9 gr. d'urine dans le même temps. En augmentant la tension artérielle par la ligature des artères des membres, ou en la diminuant par la saignée ou la galvanisation du pneumogastrique, la quantité d'urine augmente dans le premier cas, tandis qu'elle diminue dans le second.

Robinson fit connaître la seconde action : ayant déjà constaté l'albumine dans les urines après la ligature des veines rénales, il démontra l'influence de la pression artérielle sur la sécrétion albumineuse en liant l'aorte au-dessous des artères rénales, et en extirpant l'un des reins. Après cette opération, il observe que l'autre rein augmente de volume et de poids, et que l'urine rendue contient une grande quantité d'albumine, parfois de la fibrine et des globules sanguins. Frerichs, répétant les mêmes expériences, arrive aux mêmes résultats. De plus, il trouve dans l'urine de petits cylindres fibrineux et des cellules épithéliales détachées des tubes urinifères (Lorain).

A la rigueur, on conçoit que les conditions dans lesquelles ces expérimentateurs ont placé leurs animaux puissent se retrouver chez l'homme, soit par la compression des artères des membres, soit par une embolie oblitérant l'un de ces vaisseaux. D'ailleurs, l'hématurie, que l'on a quelquefois observée après l'amputation d'un membre, me paraît reconnaître la même cause que l'albuminurie amenée chez les animaux par la ligature de l'aorte. Sans parler de ces faits accidentels qui démontrent que la pléthore peut amener l'albuminurie, l'observation nous apprend qu'une masse trop considérable de sang donne lieu parfois à l'hématurie, de même qu'à diverses autres hémorrhagies. Or, si la pléthore peut causer l'hématurie, à plus forte raison elle peut amener l'albumine dans les urines, ou par sécrétion, ou par la rupture de quelques vaisseaux.

Dans ces circonstances, l'albuminurie est complétement analogue aux hémorrhagies et aux hydropisies qui, sous l'influence de la même cause, se manifestent dans diverses parties de l'économie. En effet, bien que les modernes, préoccupés des altérations dans la proportion des éléments du sang, ne songent plus guère à considérer la pléthore comme cause d'hydropisie, on ne peut cependant nier ce fait observé par les anciens, et contre lequel il n'est possible d'objecter aucune raison sérieuse. Hippocrate parle souvent d'hydropisies occasionnées par la pléthore; Dion Cassius attribue à la même cause l'hydropisie qui fit mourir l'empereur Trajan. (Dict. en 60 vol., t. XXII, p. 376.) Au reste, même sans ces preuves, il ne serait pas possible de soutenir raisonnablement que, pour qu'il y ait hydropisie, il soit nécessaire que le sang contienne plus d'eau qu'à l'ordinaire. Il suffit simplement qu'il soit soumis à une tension suffisante. Ce qui prouve cette proposition, ce ne sont pas seulement les expériences de Robinson et Frerichs, mais encore les hydropisies causées par Lower en liant la veine cave inférieure ou les veines jugulaires. Évidemment, dans ces expériences, le sang n'avait pas changé de qualité, la pression seule a suffi pour faire transsuder de la sérosité à travers les parois vasculaires. Donc, puisque par la ligature des vaisseaux on amène dans la partie correspondante du système circulatoire une tension suffisante pour produire l'hydropisie, pourquoi n'admettrait-on pas que, dans la pléthore, la tension du sang puisse quelquefois arriver au même degré que dans les expériences précédentes et être suivie des mêmes effets? Et lorsque tous les jours on voit les individus sanguins avoir des hémorrhagies diverses, peut-on se refuser à croire qu'une tension, qui est assez énergique pour rompre les vaisseaux, soit aussi capable de faire transsuder à travers leurs parois une partie du sérum ?

Dans quelques maladies aiguës, on voit quelquefois se déclarer une albuminurie légère et souvent passagère. Bon nombre d'observateurs, parmi lesquels se trouvent Nysten, Berzelius, Désir, Bouillaud, Rayer, Becquerel, etc., ont remarqué accidentellement l'albumine dans l'urine pendant le cours de la péricardite, la pleurésie, la pneumonie, la péritonite aiguë, le rhumatisme articulaire, l'entérite, la méningite, la fièvre typhoïde, et dans la *première période* des fièvres éruptives, etc. Becquerel pense que, dans ces affections, l'albuminurie tient à la congestion des reins consécutive à la rapidité des mouvements du cœur. Cela peut être : cependant je dois dire que c'est avec réserve que je place dans ce chapitre ces sortes d'albuminuries. Car, comme l'a fait remarquer M. Bouillaud, il serait bien possible que dans ces cas la présence de l'albumine dans les urines reconnût pour cause l'action des cantharides sur les reins. On sait, en effet, que les vésicatoires sont fréquemment employés dans la plupart de ces affections aiguës. Au reste, il faut bien savoir que, dans une même maladie, la sécrétion albumineuse peut reconnaître tantôt une cause, tantôt une autre. On ne peut pas poser de loi à cet égard : c'est au médecin à savoir analyser les phénomènes qu'il observe et établir leurs relations.

L'albuminurie qui se montre dans la pléthore est

passagère, et cela parce que la cause s'anéantit avec l'effet, tandis que c'est le contraire pour la plupart des autres modes de l'albuminurie. Ainsi, chez un individu pléthorique, il se fait par les reins une trans-sudation séreuse ou une légère hémorrhagie qui amène la présence de l'albumine dans les urines. Pour peu que cela dure, la pléthore cesse, et avec elle l'albuminurie. Ajoutons que souvent d'autres circonstances concourent à faire cesser l'état pléthorique.

Je passe à l'étude de l'hydrémie comme cause d'albuminurie :

Pour mieux faire ressortir l'analogie de ce phénomène avec l'hydropisie qui survient dans les mêmes conditions, je traiterai d'abord de cette dernière affection considérée comme conséquence de l'hydrémie. Ce mot exprime cet état du sang qui contient beaucoup d'eau et peu de principes albuminoïdes, relativement à la masse de liquide. Les causes de cet état sont toutes celles qui ont été signalées comme donnant lieu à l'hydropisie. Ainsi, de tout temps, l'abus des boissons alcooliques a été considéré comme cause d'infiltration séreuse. Cette affection se rencontre fréquemment dans le Nord, où l'on boit considérablement de bière et d'eau-de-vie. Souvent, chez les grands buveurs, elle est précédée d'un état d'embonpoint apparent, sur la nature duquel le vulgaire même ne se trompe pas. L'eau, prise en grande quantité et dans un court espace de temps, cause également l'hydropisie. Broussais cite à ce sujet deux cas bien remarquables : Un individu, atteint d'uréthrite, et voulant se guérir très-vite, achète à douze de ses camarades leur ration de tisane et la boit; le lendemain il est hydropique. Le second, en convalescence d'une autre maladie, achète les rations de bouillon de tout son rang, et les boit dans le but de se fortifier; le lendemain on le trouve également hydropique. (*Pathologie générale*, t. V, p. 389).

Willis, Meyserey, Ramazzini, Monro, ont observé des faits de ce genre. Schulze et Hales ont rendu des animaux hydropiques en les gorgeant d'eau, ou en leur injectant ce liquide dans les veines. Magendie, Valentin, Vogel, répétant cette dernière expérience, sont arrivés au même résultat. Enfin, au chapitre consacré à l'action du froid, j'ai cité des cas d'hydropisie et d'albuminurie où à cette dernière cause s'était jointe l'ingestion des boissons aqueuses.

L'alimentation avec les végétaux aqueux donne aussi lieu aux infiltrations séreuses. Ce fait fut observé dès l'antiquité. Au rapport de Diogène de Laërce, Héraclite s'étant retiré par misanthropie dans les montagnes, mourut hydropique après avoir mangé des herbages. Sous le roi Gontran, en 586, une famine ayant réduit les malheureux à vivre de racines de fougères, de grains de raisin et de blé coupé vert comme du foin, etc., beaucoup périrent d'hydropisie. Le botaniste Agron a vu mourir dans le même état 4,000 nègres qui depuis quelque temps n'avaient pour toute nourriture que des plantes et des herbes malvacées. Dans une famine qui eut lieu, en 1817, dans le centre de la France, Gaspard, au mémoire duquel j'emprunte ces citations, a vu un grand nombre d'individus devenir hydropiques après avoir mangé des herbes. « Les prés et les champs, dit il, étaient couverts d'infortunés qui disputaient, pour ainsi dire, la pâture aux animaux herbivores (*Journal de Magendie,* tome I). » Broussais a aussi observé en Andalousie la même affection sur des malheureux supportant la faim depuis longtemps, et réduits à manger les trognons de choux et les débris impurs qu'ils trouvaient dans les rues (*loc. cit.,* 392).

Dans les lieux et les années humides, on voit également l'hydropisie se manifester chez les bêtes à laine sous le nom de cachexie aqueuse. On l'observe surtout lorsque ces animaux n'ont pour alimentation que des herbages grossiers, chargés d'une grande quantité d'eau. On voit encore l'hydropisie se manifester dans l'anémie idiopathique, attribuée par les vétérinaires à l'alimentation exclusive avec les fourrages des prairies artificielles.

Les infiltrations séreuses, liées à l'hydrémie, se produisent aussi dans les lieux bas et humides ; chez les individus qui ont une nourriture mauvaise, insuffisante, après les pertes de sang souvent repétées, les diarrhées et les suppurations abondantes, à la suite de l'abus des purgatifs et enfin vers la fin des maladies chroniques, telles que la phthisie, la scrofule, la dysentérie, la syphilis constitutionnelle, la cachexie mercurielle, cancéreuse, saturnine.

L'hydropisie qui se manifeste dans ces diverses conditions est la conséquence de l'hydrémie occasionnée

par les causes que je viens de signaler. Dans ces faits
on peut considérer trois cas : 1° ou l'eau du sang
augmente, tandis que les autres éléments ne varient
pas ; ceci s'observe après une injection d'eau dans les
veines d'un animal ou après l'ingestion d'une quantité considérable de boissons. Dans ce cas, les causes
de l'hydropisie se trouvent dans la tension du sang et
dans sa fluidité ; 2° ou l'eau du sang augmente, tandis
que les autres éléments diminuent. Ce cas s'observe
chez les ivrognes de profession, qui mangent peu et
digèrent mal; chez les gens qui ne se nourrissent que
de végétaux aqueux. Alors, l'hydropisie reconnaît
également pour cause la tension vasculaire ; en outre,
l'état du sang qui est devenu aqueux, et enfin le relà-
chement des vaisseaux capillaires. Cette dernière cause
a besoin d'une explication. On sait que, quand la proportion des principes albuminoïdes du sang baisse, le
mouvement nutritif diminue ; par suite résulte un
affaiblissement, un relâchement dans la contractilité
musculaire ; l'individu, comme on dit, perd ses forces.
Eh bien ! ce qui se passe pour les muscles de la vie de
relation a lieu aussi pour les muscles de la vie organique. La contractilité des fibres-cellules des vaisseaux
s'affaiblit ; leurs parois, n'opposant qu'une résistance
incomplète à l'effort du sang, se laissent distendre facilement, et une fois la congestion opérée, le sérum ne
tarde pas à filtrer, d'autant mieux que les parois vasculaires se sont amincies en se distendant.

Cette dilatation se passe non-seulement dans les
vaisseaux, mais aussi dans le cœur. C'est à cette cause

qu'il faut rattacher en partie ces accès de dyspnée qui se produisent subitement chez quelques albuminuriques. J'ai observé plusieurs fois ce fait, sur l'étude duquel je reviendrai dans un autre travail.

3° Enfin, la quantité d'eau du sang varie ou diminue avec les autres éléments, mais dans une proportion beaucoup moindre. Ce cas peut s'observer chez les individus qui séjournent dans les lieux humides, qui ont une mauvaise alimentation, après les pertes que l'économie fait par diverses voies ou vers la fin des maladies chroniques que j'ai citées. Dans ces conditions, si la tension du sang n'est pas augmentée, la proportion considérable d'eau qu'il contient relativement aux autres éléments, le relâchement des vaisseaux capillaires, sont des causes suffisantes pour amener l'infiltration.

La plupart des auteurs, avec M. Andral, admettent que, dans les circonstances où l'hydropisie ne peut être rapportée à un obstacle à la circulation, elle doit être attribuée à la diminution de l'albumine occasionnée généralement par l'albuminurie. En admettant cette explication, il faut se résigner à adopter des effets sans causes. Car, à quoi pourrait-on rattacher l'hydropisie qui se montre sans l'albuminurie, quelquefois avant ou simultanément? Ce n'est certainement pas à la sécrétion albumineuse. L'opinion de M. Andral à ce sujet n'est pas soutenable.

Le même auteur, pour arriver à établir que c'est la diminution de l'albumine qui cause l'hydropisie, passe en revue les maladies où il y a diminution de la

fibrine ou des globules, comme dans la chlorose, l'a-
némie spontanée ou consécutive aux hémorrhagies,
la phthisie, les affections organiques de l'estomac, le
cancer de l'utérus. Il trouve que dans ces affections
il n'y a pas d'hydropisie. D'où il conclut que, si la diminution de la fibrine ou des globules ne donne pas
lieu aux infiltrations séreuses, il faut sans doute que,
pour la production de ces infiltrations, il y ait en même
temps diminution de l'albumine. Arrivant alors à l'a-
nalyse du sang dans la maladie de Bright, il constate
que ce fait existe, conclut que c'est à cette cause qu'il
faut rattacher l'hydropisie, et fait remarquer que jusqu'à présent, chez l'homme, la diminution de l'albumine n'a été constatée que dans cette affection (*Essai
d'hématologie*).

Il me semble que, dans cette partie du travail de
M. Andral, plusieurs erreurs sont à signaler. Malgré
l'autorité imposante de l'auteur, il m'est difficile de
croire que, dans toutes les maladies que j'ai citées
plus haut, il y ait simplement diminution des globules.
Pour l'anémie, par exemple, il ne faut pas analyser le
sang pour savoir que chez un individu qui vient d'avoir
une hémorrhagie et qui n'aura pas manqué de boire
immédiatement après, non-seulement les globules s'a-
baisseront relativement à la masse du liquide, mais
encore l'albumine et la fibrine. C'est là une chose tellement simple qu'il serait oiseux d'y insister davantage.
Ensuite il n'est pas exact de dire que l'on n'observe
pas l'hydropisie dans l'anémie, la phthisie, les cancers
de l'estomac ou de l'utérus. Les auteurs citent des faits

de ce genre. Chez une femme épuisée par un cancer de la matrice, j'ai vu se développer une anasarque considérable avec épanchement dans les cavités séreuses. Il est vrai que, dans ces conditions, la cause qui amène l'hydropisie, déterminant souvent l'albuminurie, on ne manquera pas de rejeter sur le compte de cette dernière l'infiltration séreuse; mais ce serait toujours tomber dans l'interprétation vicieuse que nous avons signalée; ce serait établir une relation de causalité entre deux phénomènes qui dérivent des mêmes causes.

Enfin, même en admettant avec M. Andral que, dans ces affections, il n'y ait pas diminution d'albumine, chose douteuse! je dis que ce ne serait point là la vraie raison pour laquelle elles ne sont pas accompagnées *communément* d'hydropisie. Ne voir la cause de l'hydropisie que dans l'altération de proportion des éléments du sang, ce n'est voir qu'un côté de la question; c'est oublier le phénomène essentiel, je veux dire la tension vasculaire. Un sang appauvri est assurément dans des conditions favorables au développement de l'hydropisie; mais si cette condition est favorable, elle n'est pas indispensable; bien plus, elle ne donnera lieu à aucune infiltration séreuse, si le sang, en même temps qu'il est pauvre, se trouve en petite quantité dans les vaisseaux; car alors la tension sera trop faible pour faire transsuder le sérum; en un mot, il n'y aura pas de raison pour que les vaisseaux vident leur contenu dans les parties qui les entourent. Eh bien! n'est-ce pas là ce que l'on rencontre généralement dans l'ané-

mie, la chlorose, la phthisie et les affections organiques de l'estomac ou de l'utérus? Ne voit-on pas le
sang non-seulement devenir séreux, mais encore diminuer de quantité? Mais que, dans l'une quelconque
de ces affections, l'on augmente la masse du sang,
sans en changer les qualités, je ne doute pas que l'on
ne produise l'hydropisie. D'ailleurs, ce qui prouve,
contrairement à l'opinion de M. Andral, que le sang
se trouve dans des conditions favorables pour donner
lieu aux infiltrations séreuses, si sa tension était suffisante, c'est l'œdème qui, de l'aveu même de cet auteur,
a lieu chez les chlorotiques au pourtour des malléoles,
et qui évidemment est déterminé par la pression
qu'acquiert le sang en s'accumulant dans les vaisseaux
de cette région, sous l'influence de la pesanteur.

Terminons cette discussion par une remarque qui
peut expliquer pourquoi M. Andral a été conduit à
considérer la diminution de l'albumine comme cause
d'hydropisie. Dans le cas où les analyses du sang ont
pu faire penser que la diminution de l'albumine causait l'hydropisie, ces analyses ont été faites sur le
sang d'individus déjà hydropiques. Or, il n'y a rien
d'étonnant que l'on ait trouvé une diminution de l'albumine. Cela était même à prévoir, car c'est la conséquence forcée de l'hydropisie. En effet, l'eau qui
s'épanche dans le tissu cellulaire ou les cavités séreuses entraîne avec elle une certaine quantité d'albumine; c'est autant de moins pour le sang; tandis qu'il
n'en est pas de même des globules, ce qui explique
encore pourquoi M. Andral a trouvé qu'ils ne com-

mençaient à diminuer que plus tard. Je termine enfin
cette question en faisant remarquer que, dans les analyses du sang qui ont pour but de déterminer la proportion des éléments rélativement à l'eau, il me semble que l'on n'a pas tenu assez compte de la variabilité
de ce liquide, dont la quantité augmente ou diminue
dans le sang d'un instant à l'autre, et change immédiatement la proportion des autres éléments.

Les causes que nous venons d'étudier comme donnant lieu à l'hydropisie produisent également l'albuminurie. C'est une erreur de faire du dernier phénomène la cause de l'hydropisie; d'abord parce que
tantôt on voit ces deux phénomènes apparaître simultanément et qu'alors il n'y a pas de motif pour dire
que l'un amène l'autre; ensuite, parce que l'on voit
l'hydropisie apparaître sans l'albuminurie; et enfin,
parce que ces deux phénomènes augmentent ou diminuent suivant la variation des causes qui les déterminent, ainsi qu'on le verra dans les observations que
je rapporterai dans cet article.

Voyons quels sont les faits qui prouvent que les
causes qui donnent lieu à l'hydropisie sont aussi celles
de l'albuminurie.

L'injection de l'eau dans les veines provoque l'albuminurie ainsi que le prouve l'expérience suivante : « Le
13 octobre 1863, je place, dans la veine jugulaire
d'un chien de taille moyenne, un tube laissant circuler le sang de la veine et auquel est adapté, à angle
droit, un autre tube par lequel, en une heure, je
pousse lentement et graduellement 1,300 gr. d'eau à

la température ordinaire. Pendant le cours de cette injection, le chien tremble, vomit de la bile à plusieurs reprises, et rend une grande quantité d'urine un quart d'heure après le commencement de l'expérience. Bientôt sa respiration s'accélère, les yeux deviennent saillants, larmoyants; puis il se refroidit, chancelle et s'affaisse. Les battements du cœur sont énergiques, précipités; la respiration difficile. Un quart d'heure après la dernière injection, je lui fais une saignée d'environ 200 gr. sans résultat. Il tombe dans le coma, éprouve de plus en plus de gêne pour respirer; le cœur est irrégulier; des convulsions ont lieu; et, voyant qu'il devait mourir, je le sacrifie, deux heures après le début de l'expérience.

L'animal n'avait pas rendu d'urine depuis l'émission que j'ai signalée. La vessie en contenait environ 30 gr. que je recueillis dans une éprouvette. Les reins, le foie, sont légèrement congestionnés, les poumons sont un peu œdématiés; les cavités du cœur remplies de sang, sans être distendues. Les urines rendues après le commencement de l'expérience donnèrent un précipité albumineux, traitées par l'acide azotique et la chaleur. Celles que j'ai recueillies dans la vessie étaient d'une coloration très-foncée, d'un brun rougeâtre, et contenaient des globules sanguins. Elles donnèrent un précipité beaucoup plus abondant que les précédentes.

L'albuminurie s'observe non-seulement après l'injection de l'eau dans les veines des animaux, mais aussi communément après l'abus des boissons aqueuses ou alcooliques. Ces causes n'ont pas échappé aux auteurs et je vais en prouver la valeur et l'importance par quelques observations qui me paraissent avoir de l'intérêt, surtout au point de vue du traitement que j'ai fait suivre aux malades et de la guérison qui en est résultée.

Obs II. — La nommée B..., âgée de 37 ans, accouchée pour la quatrième fois, le 17 juillet 1862, entre à l'hôpital d'Arras le 25 septembre suivant, dans le service de M. le Dr Ledieu. Elle me raconte qu'après sa première couche elle eut les jambes légèrement enflées. A la deuxième et à la troisième, elle n'a pas fait la même remarque. Arrivée au terme de sa quatrième grossesse, elle accouche sans accident, et m'assure qu'alors elle n'était pas enflée.

Après son accouchement, par préjugé, elle crut nécessaire de boire beaucoup de tisane, et elle en but d'autant plus qu'elle avait toujours soif. Elle ne tarda pas à voir ses jambes enfler ; écoutant les conseils d'une matrone, elle se gorgea de tisane diurétique dans le but de faire disparaître l'enflure. Il va sans dire qu'il n'y eut aucune amélioration et qu'elle alla de mal en pis. L'infiltration devint générale, la respiration difficile , la malade dut garder le lit. Enfin elle fut bientôt tellement mal, que, malgré sa répugnance, elle se vit forcée de se faire transporter à l'hôpital. L'ayant observée immédiatement, je la trouvai dans un état des plus graves : les membres, le tronc étaient tuméfiés et avaient acquis un volume considérable.

Le péritoine était rempli de sérosité; dans les plèvres existait un épanchement arrivant jusqu'à l'épine de l'omoplate; le péricarde contenait également du liquide. Comme conséquence de ces phénomènes physiques, il y avait un trouble des plus prononcés dans les fonctions : la respiration était courte et très-fréquente, gênée à tel point que la malade restait assise sur son lit, n'osant faire aucun mouvement, dans la crainte de suffoquer. Le pouls était accéléré, irrégulier, à peine sensible; la face violacée, couverte de quelques pétéchies; les extrémités refroidies ; tout, en un mot, annonçait une mort prochaine, et qui, sans aucun doute, ne se serait pas fait attendre, si on n'avait apporté à cette malade un soulagement immédiat. En présence de cet état si grave et malgré la crainte de voir cette femme succomber pendant l'opération, je fis la ponction de la poitrine du côté droit, et je retirai 1,500 gr. d'un liquide séreux et albumineux. Après cette ponction, il y eut aussitôt une amélioration des plus sensibles : la respiration devint moins fréquente et plus profonde; le pouls reprit de la force ; la sonorité et le murmure vésiculaire reparurent du côté droit; la malade se sentit soulagée et put rester couchée, sans garder la position assise. Je lui fis donner une potion cordiale, avec interdiction d'aucune autre boisson.

La nuit fut bonne, et le lendemain elle se trouvait dans un état satisfaisant, quoiqu'un peu de liquide eût reparu dans le côté droit. Ayant alors examiné ses urines, elles donnèrent un précipité albumineux.

Je l'engageai toujours à ne pas boire et à manger un
peu. Par la privation des boissons, l'amélioration continua les jours suivants; les épanchements, l'infiltration et l'albuminurie, diminuèrent. Quatre jours après
son entrée, elle put se lever et marcher un peu dans
la salle. Au bout de dix jours, l'infiltration et les épanchements séreux avaient presque disparu, ainsi que
l'albuminurie; la malade mangeait avec appétit, tout
en se privant de boisson, excepté un peu de vin qu'elle
prenait au moment de ses repas. Les forces revinrent,
et enfin, le 16 octobre, allant parfaitement, elle sortit
de l'hôpital, n'ayant plus d'infiltration ni aucune
trace d'albumine dans les urines. Après sa sortie, elle
continua à se porter bien.

L'ayant revue le 17 octobre 1863, je vis avec plaisir
qu'elle avait les couleurs d'une personne en parfaite
santé, et qu'elle n'était pas infiltrée. J'examinai ses
urines qui ne contenaient pas la moindre trace d'albumine.

En lisant cette observation, on voit que l'albuminurie et l'hydropisie qui se montrent chez les femmes
nouvellement accouchées ne doivent pas toujours
être rattachées à la compression des veines rénales
par le produit de la conception, et que quelquefois
elles peuvent reconnaître d'autres causes. Je sais bien
que, dans ce cas, l'on peut soutenir que l'albumine
pouvait exister dans les urines avant l'accouchement;
mais, lorsque cette femme nous affirme qu'elle n'était
pas enflée pendant sa grossesse, et que ce n'est qu'a-
près avoir accouché et bu beaucoup de tisane, qu'elle

s'aperçut de son enflure, on ne peut, ce me semble,
se refuser à attribuer la cause de l'infiltration à l'abus
des boissons aqueuses. Or, si ces boissons ont pu provoquer des épanchements séreux, il n'y a pas de raison
pour leur refuser le pouvoir de faire naître l'albuminurie et pour l'attribuer sans motif à une autre cause.

A cette observation je joins la suivante, qui prouve
également l'influence des boissons aqueuses sur la
production de l'hydropisie et de l'albuminurie.

Obs. III. — Le nommé V...., âgé de 34 ans, tombe
sur le côté droit, le 16 août 1862, en portant un sac
de grain. Immédiatement il éprouve, au niveau du
point contusionné, une douleur vive qui ne tarde pas
à être suivie d'une gêne dans la respiration. Bientôt
la fièvre apparaît avec une soif tellement vive que,
pour la satisfaire, il boit jusqu'à plus de huit litres de
tisane par jour. On m'a même assuré qu'il lui était
arrivé d'en ingérer plus de deux litres en une demi-
heure. Il y avait à peine un jour ou deux qu'il buvait
ainsi, quand il s'aperçut que ses jambes enflaient et
que son ventre était tendu. Il urinait peu, continuait
toujours à boire beaucoup, non-seulement pour satisfaire sa soif, mais encore pour faire disparaître son
enflure. Le 30 août, il entre à l'hôpital. A son arrivée,
je constate une infiltration générale, avec pâleur des
téguments, épanchement dans le péritoine, matité
dans toute l'étendue de la poitrine avec râles muqueux
et sous-crépitants. Du côté droit, matité complète in-
diquant un épanchement ; de plus, fractures des cin-

quième, sixième et septième côtes, à l'union des deux tiers postérieurs avec le tiers antérieur et abcès au niveau des fractures. Les urines contiennent une grande quantité d'albumine.

En voyant ce malade dans cet état, mon premier soin fut de le priver de boisson et de lui faire prendre une potion stibiée. Le lendemain, M. Lestocquoy ouvrit l'abcès et donna issue à une quantité considérable de pus, en même temps il retirait une portion de côte de 5 centimètres d'étendue. Ce pus venait de la poitrine ; sa quantité, sa sortie rapide au moment de l'expiration et la diminution de la matité après l'écoulement, ne pouvaient laisser aucun doute à cet égard. Appliquant dans ce cas le traitement qu'il emploie depuis longtemps dans toute surface suppurante et avec les plus beaux succès, M. Lestocquoy fit dans la cavité pleurale des injections d'alcool camphré. Les jours suivants, le même pansement fut répété, plusieurs fois dans la journée, et, au bout d'un mois environ, l'ouverture de l'abcès fut complétement fermée.

Pendant les jours qui suivirent son entrée, le malade continua à prendre quelques vomitifs et à se priver de boisson, excepté un peu de vin diurétique. Sous l'influence de ce traitement, les poumons se dégorgèrent, l'infiltration diminua, ainsi que l'albuminurie, pour finir par disparaître entièrement. Je n'ai pas continué à observer ce malade ; mais je sais qu'il dut prolonger son séjour à l'hôpital pour des abcès qui se montrèrent dans les membres, alors que l'infiltration avait disparu. Il sortit le 20 novembre 1862. Le 24 octobre 1863, je l'ai revu bien portant et se livrant à ses travaux habituels, toutefois en conservant un peu de gêne dans la respiration. Ayant examiné ses urines, je n'y ai trouvé aucune trace d'albumine.

Dans l'expérience et les observations que je viens de citer, il est impossible de méconnaître l'action de l'absorption ou de l'introduction des liquides dans les vaisseaux sur la production de l'albuminurie et de l'hydropisie; et en voyant ces deux phénomènes se montrer simultanément, on ne peut placer l'un sous la dépendance de l'autre. Il faut nécessairement les mettre sur le même rang et les considérer comme le résultat de la tension vasculaire et de la fluidité du sang. Cette explication, tellement simple qu'elle saute aux yeux, ne sera sans doute pas acceptée par tout le monde. On m'opposera toutes les hypothèses que l'on a émises pour expliquer l'albuminurie. Pour les prévenir, je vais examiner les plus importantes et les réduire à leur valeur.

Depuis l'expérience rapportée plus haut, j'ai lu dans la thèse de M. Lorain que Kiérulf avait déterminé le passage de l'albumine dans les urines en injectant de l'eau dans les veines d'un animal après une saignée préalable, de manière à ne pas augmenter la tension vasculaire. M. Lorain explique le résultat de cette expérience en disant que, dans ce cas, l'albumine altérée par un contact trop brusque avec l'eau, comme cela arrive aux globules sanguins, était devenue étrangère au sang et éliminée comme telle par les reins. Voilà une pure hypothèse que rien ne justifie. D'abord, de ce que l'eau altère la forme des globules, cela ne prouve pas que la nature des principes immédiats change, et que l'albumine, par exemple éprouve des modifications dans sa composition. Et puis, les chimistes n'ont jamais vu l'albumine s'altérer par le mélange de l'eau au sérum. (Burdach.) Au surplus, dans l'expérience de Kiérulf, la saignée préalable faite pour mettre la tension vasculaire hors de cause ne prouve rien. Car, outre que l'injection de l'eau a pu être poussée promptement dans les veines et embarrasser la circulation, il faut savoir qu'à tension égale, le sang qui contient plus d'eau laissera plus facilement transsuder une partie de son sérum que celui qui en contient moins. Or il n'y a rien d'étonnant qu'en remplaçant une saignée par une quantité égale d'eau ou plus, ce qui n'est pas indiqué dans l'expérience de Kiérulf, il se produise une albuminurie, attendu qu'en admettant même que la pression ne change pas, la proportion des éléments du sang varie.

M. Mialhc explique l'albuminurie en général d'une façon à peu près analogue. Pour lui, le passage de l'albumine dans l'urine, pendant les maladies, serait dû à l'altération de ce principe par suite d'une plus grande quantité d'eau dans le sérum du sang. L'albumine, qui est ordinairement insoluble, non endosmotique, se transformerait, par excès d'eau, en albumine caséiforme qui est soluble, non assimilable et par conséquent rejetée avec les excrétions. (Longet, *Phys.*, tome 1, page 952.)

C'est aussi le lieu de parler des nombreuses hypothèses de M. Jaccoud. Ce médecin soutient que *l'albuminurie reconnaît pour cause une déviation du type normal des mouvements nutritifs.* Cette déviation *consiste en une perturbation passagère ou durable dans les phénomènes d'assimilation et de désassimilation des matières albuminoïdes.* Voilà qui est clair ! Pour prouver ces propositions qui ne sont que des hypothèses, il en accumule une foule d'autres du même genre. Ainsi, pour lui, l'albuminurie qui se montre dans la convalescence d'une scarlatine, à la suite de l'action du froid, est la conséquence de la suppression des fonctions de la peau ; c'est l'élimination par les reins de matières albuminoïdes incomplétement transformées et qui devraient être excrétées par le tégument externe. (page 77). Quand il n'y a pas eu refroidissement, voici comment il explique l'albuminurie : ayant affaire à un convalescent dont la peau n'a pas encore retrouvé son activité fonctionnelle, et chez qui la transformation des matières albuminoïdes peut être entravée par un trouble persistant des fonctions digestives, l'absorption s'exerçant alors sur des produits imparfaitement élaborés, il peut en résulter un défaut d'assimilation de l'albumine, soit dans les globules du sang, soit dans le sérum ; ou bien elle ne peut pas se convertir en fibrine pour réparer les pertes organiques; ou bien elle ne subit point la série complète de transformations qui doit la conduire à l'état d'acide urique et d'urée. En un mot, les phénomènes d'assimilation peuvent être troublés par une des causes indiquées précédemment, et alors l'albuminurie est également la conséquence d'un trouble de la nutrition. (page 79.)

Plus loin (page 98), pour expliquer l'absence ou mieux la rareté de l'albuminurie dans la variole, il prétend que la sécrétion séro-purulente qui, dans cette affection, se fait à la surface du derme, est l'élimination de matériaux quaternaires dont l'accumulation se trouve ainsi prévenue, et que dès lors ils n'ont pas besoin d'une nouvelle voie d'excrétion. A la même page il dit encore que la rareté de l'albuminurie dans la rougeole tient sans doute aux sécrétions catarrhales abondantes qui se font dans cette affection. Plus loin (page 91) il soutient encore que l'albuminurie qui survient après l'action du froid chez les individus bien portants est due à la rétention dans le sang des matériaux excrémentitiels que la peau verse normalement au dehors et qui alors sont éliminés par les reins.

Nous avons déjà vu que, dans les affections chroniques de poitrine, il explique l'albuminurie en disant que les fonctions digestives troublées introduisent dans le sang des produits peu propres à l'assimilation, en même temps que l'affaiblissement progressif du malade rend de plus en plus incomplètes les combustions organiques ; et qu'alors la sécrétion albumineuse est l'élimination de matériaux incomplétement élaborés et impropres à rester dans l'économie (pages 92 et 93). Il explique de la même façon l'albuminurie qui survient au déclin de la fièvre typhoïde (page 95).

Dans la pneumonie, pour lui il y a albuminurie, parce que les principes azotés introduits dans le sang ne subissent aucune de leurs métamorphoses ordinaires, ou bien qu'ils éprouvent tout au plus des modifications que nous ne pouvons saisir, et qu'ils sont excrétés tels, surtout si les fonctions de la peau sont supprimées. Au chapitre II, nous avons vu qu'il faisait ses efforts pour rapporter à un trouble nutritif l'albuminurie qui se montre dans les affections cardiaques; il agit de même pour l'albuminurie qui se manifeste dans le cours de la grossesse et du croup, etc. En résumé, dit-il, tous ces cas de maladie de Bright, dite aiguë, se développent sous l'influence d'un trouble plus ou moins durable dans les mouvements nutritifs.

Arrivé à l'albuminurie chronique, il la regarde comme succédant à l'aiguë, ou se développant sous l'action insidieuse, lente et continue, de causes amenant insensiblement des modifications profondes de la constitution, et occasionnant dans la nutrition un trouble qui se traduit par l'albuminurie (page 102).

Passant à l'albuminurie qui se développe parfois après des excès alcooliques, il pose en principe que toutes les transformations que les matières albuminoïdes sont appelées à subir dans l'économie sont subordonnées à la présence d'une suffisante quantité d'oxygène; mais, dit-il, s'il existe habituellement en circulation une proportion notable d'alcool, ce liquide, en raison de sa tendance extrême à la décomposition, consomme tout l'oxygène qui est nécessaire à sa propre combustion ; et, comme la quantité de gaz absorbée n'augmente point en raison de cette dépense excessive, cet agent indispensable de toutes les transmutations organiques se trouve en défaut en ce qui touche les principes azotés ; ceux-ci ne subissent plus que des métamorphoses incomplètes, lesquelles s'abaisseront d'autant plus au-dessous de la limite physiologique, que l'alcoolisme sera plus prononcé, c'est-à-dire plus ancien. Le type de l'assimilation est changé, et l'on peut voir réapparaître par cette route détournée, les conditions de nutrition que nous avons constatées jusqu'ici au début de tous les cas d'albuminurie (p. 108).

Dans la cachexie scrofuleuse, paludéenne, etc., l'albuminurie qui se montre quelquefois pendant le cours de ces affections est aussi pour M. Jaccoud la conséquence d'un trouble de la nutrition. Terminons enfin ces citations en répétant que toujours et partout, sauf quelques rares obstacles mécaniques, l'albuminurie serait aux yeux de cet auteur la conséquence d'un trouble dans les mouvements nutritifs, et l'élimination d'une substance impropre à la nutrition et devenue étrangère au sang. Autant vaudrait dire que le sang est devenu étranger à l'organisme.

Voilà certes un groupe imposant d'interprétations et hypothèses ; chacun peut y choisir la sienne, selon sa tournure d'esprit. Malheureusement, si elles font honneur à l'esprit d'invention de leur auteur, elles ont aussi un défaut et un défaut capital : c'est d'être contraires à la vérité ; nous allons essayer de le démon-

trer. Voyons d'abord où conduisent ces hypothèses.
En admettant que l'albuminurie qui se produit après
l'injection dans les veines des animaux, après l'abus
des boissons ou l'action du froid, etc., soit l'élimination de matériaux étrangers au sang, il faut admettre
que la sérosité qui, dans les mêmes circonstances,
s'épanche dans le tissu cellulaire et les cavités séreuses, contient aussi une albumine anormale éliminée du sang comme corps étranger. Forcément, en
adoptant la première proposition, il faut adopter la
seconde. En effet, lorsqu'à la suite des causes que je
viens de signaler, on voit l'hydropisie et l'albuminurie
se montrer simultanément, y a-t-il des raisons pour
dire que les vaisseaux des reins livrent passage à une
albumine impropre à la nutrition, tandis que les autres
vaisseaux de l'économie laissent passer l'albumine
normale? Pourquoi cette exception? Pourquoi les
vaisseaux des reins auraient-ils exclusivement ce triste
privilége? Pourquoi la sérosité qui traverse les vaisseaux de ces organes serait-elle distincte de celle qui
traverse les parois des autres vaisseaux de l'organisme? Peut-être, dira-t-on, que les reins, chargés
normalement d'éliminer du sang les éléments de l'urine,
peuvent très-bien avoir, dans ces circonstances, pour
fonction spéciale l'élimination de l'albumine altérée.
Cette objection n'aurait rien de sérieux; car si d'ordinaire il n'y a que les reins qui livrent passage à l'urine,
on sait aussi que les éléments caractéristiques de ce
liquide se retrouvent dans la sueur. Dans certains cas
pathologiques, tels que la destruction des reins, l'obli-

tération des uretères, on voit même divers organes
sécréter de l'urine. Ce fait a été observé pour l'estomac, la vessie et l'intestin (Nysten et Burdach). Bien
plus, dans l'hydropisie et l'albuminurie, on trouve de
l'urée dans la sérosité épanchée, dans le tissu cellulaire ou les cavités séreuses. Or, dans ce cas, alors que
tous les vaisseaux partagent la fonction normale des
reins, ceux-ci se verraient forcés à garder pour eux
seuls cette fonction anormale! Ils verraient les organes, leurs voisins, empiéter sur leurs droits, et seuls
ils seraient réduits au rôle subalterne de chasser les
impuretés de l'économie! Oh non! si vous voulez
rester d'accord avec la raison, il ne vous est pas
possible de leur faire un aussi triste partage! En soutenant que l'albuminurie est l'excrétion d'un produit
devenu étranger au sang, il faut admettre qu'il en est
de même de la sérosité qui s'épanche dans le tissu cellulaire et dans les cavités séreuses. Bon gré, mal gré,
l'hypothèse vous conduit à dire: la sérosité contenue
dans le tissu cellulaire, etc., contient une albumine
altérée. D'ailleurs, M. Jaccoud ne paraît éloigné de
cette idée, autant que l'on peut en juger d'après ce
qui suit: « Convaincu, dit-il, que l'albuminurie, même
persistante, n'est point sous la dépendance immédiate
des lésions rénales, que celles-ci n'ont jamais qu'un
rôle secondaire, et que toute l'évolution pathologique
est dominée et produite par cet état général que nous
avons signalé, nous avons été conduit à penser que,
dans les cas anciens, l'albumine devait se perdre par
d'autres voies que la sécrétion rénale, et en particu-

lier par l'intestin. » Il rapporte ensuite deux observation d'albuminurie où il constata la présence de l'albumine dans les selles diarrhéiques des malades qui
en font le sujet. Une fois il trouva ce même produit
dans le liquide céphalo-rachidien. Eh bien ! examinons
maintenant ce que va devenir la proposition précédente mise en présence des faits ; voyons si elle résis-
tera.

L'ingestion d'une quantité considérable de liquide,
l'action du froid sur les individus bien portants ou en
convalescence d'une fièvre éruptive, etc., donnent lieu
quelquefois, avons-nous dit, à l'hydropisie et à l'albuminurie. Mais il est incontestable que les mêmes
causes déterminent parfois une hydropisie sans albuminurie ; or, dans ce cas, au bout d'un temps variable,
on voit l'hydropisie disparaître et souvent sans qu'il se
fasse d'excrétion par aucune voie de l'organisme. Que
fait donc alors cette albumine étrangère au sang ? Où
va-t-elle une fois qu'elle est résorbée ? Elle reste donc
dans le sang ! Elle est donc redevenue propre à la nutrition ! Ah ! sans doute que, pendant le moment qu'elle
a passé au dehors des vaisseaux, elle aura eu le temps
de se refaire, de guérir ses imperfections, et de re-
conquérir le *droit d'entrée* dans le système circulatoire ! heureuse albumine !

Maintenant, si l'on examine les cas où l'hydropisie
et l'albuminurie existent à la fois, il semble qu'il soit
plus facile de soutenir ces hypothèses, en disant qu'une
fois la sérosité épanchée, résorbée, elle est ensuite
éliminée par les urines. J'avoue que l'on ne serait

guère plus heureux dans ce retranchement. Outre les expériences de Schiff (Longet, *Phys.*, tome I, page **220**), qui ont démontré que l'albumine des exhalations séreuses, de l'ascite, etc., injectée dans les veines, ne passe pas dans les urines, je soutiens qu'alors même que l'hydropisie diminue, l'albumine diminue également dans les reins, ce qui serait contraire à l'hypothèse précédente. D'après elle, en effet, la sérosité résorbée, devant être éliminée par les urines, doit augmenter la quantité d'albumine qui s'y trouve déjà. Les faits cependant démontrent le contraire, ainsi qu'on va le voir par les observations suivantes :

Obs. IV. — Le nommé J..., âgé de 43 ans, charbonnier, habitué à faire des excès de boisson, tombe malade dans les premiers jours de juin 1862. Après quelques jours de libations, il s'aperçoit que ses jambes deviennent enflées, et peu à peu il perd l'appétit et les forces. Ces symptômes étaient accompagnés d'une céphalalgie continuelle. Le 25 du même mois, il entre à l'hôpital d'Arras. Il présente une anasarque, un épanchement abondant dans les plèvres et le péricarde et une grande gêne dans la respiration. Il reste dans cet état sans aucune amélioration, jusqu'au 5 juillet. C'est alors que, commençant mes recherches sur l'albuminurie, j'eus l'idée de mesurer la quantité de boisson qu'il ingérait en vingt-quatre heures, ainsi que la quantité d'urine qu'il rendait. 100 grammes de ses urines furent analysés. Le lendemain, je lui supprimais toute boisson ; la quantité d'urine rendue était moindre

100 grammes de ses urines également soumis à l'analyse contenaient, dans une proportion notable, moins d'albumine que les précédents. Les jours suivants, le malade continue à se priver de boisson ; l'albumine diminue graduellement, ainsi que l'infiltration et les épanchements ; la céphalalgie disparaît. Le 20 juillet, le malade veut sortir de l'hôpital ; il conserve encore un peu de liquide dans la poitrine, une légère infiltration des membres inférieurs lorsqu'il avait marché, ainsi qu'une faible quantité d'albumine dans les urines. Je lui recommande expressément de ne boire que très-peu. Le 17 octobre 1863, je l'ai revu ; il m'a dit que, depuis sa sortie, il s'était toujours bien porté et qu'il avait pu continuer son pénible travail. Ayant examiné ses urines, je n'y trouvai aucune trace d'albubine.

Obs. V. — Le nommé Danel, âgé de 31 ans, garçon boulanger, entre à l'hôpital le 2 juillet 1862. Il nous apprend que, pendant tout le temps de l'été, il a bu une quantité considérable de bière et surtout d'eau, au moins 5 litre par jours. En même temps, il mangeait peu. Bientôt il s'aperçut que ses jambes enflaient, que sa face devenait bouffie, qu'il pâlissait et perdait ses forces. A son entrée, je constate chez lui une anasarque avec pâleur de la peau et des muqueuses, un épanchement abondant dans les plèvres, le péricarde et le péritoine. Les poumons aussi sont œdématiés. L'individu a la respiration très-gênée, le pouls accéléré, petit ; ses urines contiennent une grande quantité d'albuuine. Le 4, à partir de dix heures du matin jusqu'au lendemain à midi, il ne prit pas de boissons, sauf un peu de vin. Le même jour, à midi, je fis uriner et jeter ses urines. Toutes celles qu'il rendit à partir de cette heure exclusivement jusqu'au lendemain 5 à douze heures inclusivement, furent conservées : le tout pesait 2,300 grammes. 100 grammes de ces urines, analysés par un jeune homme de mérite, M. Bourgois, donnèrent 0 gr. 427 milligr. d'albumine, soit pour le tout 9 gr. 84. A la suite de la privation de boissons, il fut facile de constater une diminution dans l'infiltration.

Le 5, à partir de douze heures jusqu'au lendemain à dix heures du matin, je lui fis prendre 3 litres de tisane. Les urines qu'il rendit depuis le 5 à douze heures exclusivement jusqu'au 6 à la même heure inclusivement, pesaient 2,825 grammes : 100 grammes, analysés par le même, contenaient 0 gr. 642 d'albumine, soit 18 gr. 16 centig. pour la quantité totale.

Après l'ingestion de cette quantité considérable de liquide, je vis l'infiltration augmenter, et l'individu éprouva une céphalalgie assez vive. Le 6, à dix heures du matin, il ne prit point de boissons. La quantité d'urine qu'il rendit en 24 heures pesait 2,100 gr.

Les jours suivants, il continua à se priver de boissons, commença à manger assez bien et, vers le 10 juillet, l'hydropisie avait considérablement diminué. Le mieux persista, les forces revinrent, l'infiltration disparut presque complétement, ainsi que les épanchements séreux. Les urines, analysées vers le 17 juil-

let, ne contenaient plus que 0 gr. 022 milligr. d'albumine. Enfin, le 19, il sortit de l'hôpital. Un mois après,
il vint me revoir en m'apportant ses urines. Elles ne
contenaient plus aucune trace d'albumine, et l'individu
avait repris ses forces et ses couleurs. Je l'ai revu le
23 octobre 1863 : il se portait parfaitement, continuait
à suivre mes conseils, c'est-à-dire, à boire peu. J'ai examiné de nouveau ses urines qui ne renfermaient pas
d'albumine.

A cette observation je joins la suivante, qui lui est
analogue sous beaucoup de rapports.

Obs. VI. — Le nommé X..., âgé de 33 ans, a l'habitude des excès alcooliques. Vers la fin de juillet 1863,
il fit une orgie qui dura trois jours. Il but surtout une
quantité considérable de bière. Après ces excès, il
éprouva de la pesanteur dans les lombes et de la
douleur en urinant ; ses urines étaient rouges et peu
abondantes. Il n'a pu me fournir d'autres détails. Vers
les premiers jours du mois d'août, il but beaucoup
d'eau, au point qu'il se trouva mal, et n'hésite pas à
attribuer à cela les causes de sa maladie.

Après l'ingestion de ces boissons aqueuses, se dé-
clara une diarrhée séreuse qui dura dix jours ; en
même temps, il s'aperçut que ses jambes s'infiltraient,
qu'il perdait ses forces, devenait gêné pour respirer ;
il eut même plusieurs syncopes. Les jours suivants,
l'infiltration augmenta, ainsi que la gêne de la respiration ; les forces s'affaiblirent graduellement, et le
malade ne fit qu'aller de mal en pis, n'éprouvant au-

cune amélioration du traitement qu'on lui faisait suivre. Je l'observe pour la première fois le 7 octobre.
Outre la plupart des phénomènes que je viens d'indiquer, je constate dans les deux plèvres un épanchement arrivant jusqu'à l'angle des omoplates. J'en
trouve aussi dans le péricarde et le péritoine. Le foie
est volumineux. Je conseille la suppression complète
des boissons. Dès le lendemain, il y eut une amélioration sensible; l'épanchement des plèvres diminua, la
respiration fut moins gênée, et l'œdème moins prononcé. Le 9, le mieux va croissant.

Voulant examiner les effets de l'usage des boissons
et de leur suppression absolue sur la quantité d'albumine rendue dans les urines et sur l'hydropisie, je
l'engageai à boire. Du 9 au 10 octobre, il prit plus de
2 litres de tisane. Déjà vers le 9 au soir, les extrémités
inférieures devinrent très-infiltrées; mais la respiration
ne fut pas plus gênée. Notons que le malade s'était
levé. Le 10 au matin, on le trouve gêné pour respirer,
par contre l'œdème des extrémités a diminué. Ce jour-
là les urines qu'il rendit à partir de douze heures exclusivement jusqu'au lendemain à la même heure inclusivement, furent conservées. Elles pesaient 1,600 gr.
Pendant ce laps de temps, il avait continué à boire,
mais il dut s'arrêter à cause de la dyspnée qui devenait plus marquée. Il ne prit dans ces 24 heures que
1,200 grammes de liquide en dehors de ses potages.
Le 10 même, dans l'après-midi, il ne voulut plus rester couché; il se leva pour respirer plus librement.
A peine fut-il levé depuis quelques heures, que les

extrémités inférieures s'infiltrèrent considérablement ;
par contre, la respiration devint plus faible et la nuit
il put dormir parfaitement.   .

Les urines (1,600 gr.) qu'il avait rendues furent analysées par un chimiste distingué, M. Pagnoul (1), professeur au collége d'Arras. 50 grammes contenaient
0 gr. 214 d'albumine ; soit pour la quantité totale rendue en 24 heures : 6 gr. 848 milligr.; 10 grammes de
salive, analysée également, contenaient 0 gr. 010
d'albumine.

Le 11, à partir de dix heures, il ne prit plus de
boissons. La quantité d'urine rendue depuis ce jour-
là, à partir de douze heures exclusivement, jusqu'au
lendemain à la même heure inclusivement, pesait
1,400 grammes. 50 grammes, analysés par M. Pagnoul,
contenaient 0 gr. 187 milligr. d'albumine, soit pour
la quantité totale 4 gr. 30. La salive recueillie dans
le même temps, quoique se troublant légèrement par
l'acide azotique, devient claire par la chaleur, et fil-
trée, elle ne laisse sur le filtre rien de sensible à la
balance de précision.

Déjà, après un jour de privation de boissons, on put
constater une amélioration : l'infiltration et les épanchements diminuèrent ; la respiration fut moins gênée.
Les 12, 13, 14 et 15, il continue à ne pas boire. L'œ-
dème diminua beaucoup, ainsi que les épanchements ;

---

(1) Je suis heureux de saisir cette occasion pour offrir mes
remercîments à M. Pagnoul, qui s'est empressé de me prêter
le concours de ses connaissances.

la respiration devint parfaitement libre; le malade n'était incommodé que par la soif, que l'on calmait en lui faisant prendre un peu de sucre. Les urines qu'il avait rendues pendant ces jours furent conservées. Elles devaient être mesurées et analysées; mais, malgré mes désirs, je n'ai pu en obtenir, en raison de circonstances particulières. Les meilleures intentions ne sont pas toujours comprises! Le 16, on remarque que les lèvres se colorent, que la physionomie reprend une expression meilleure; les veines sous-cutanées commencent à se dessiner sous la peau, les forces reviennent avec l'appétit. Les extrémités inférieures sont encore légèrement infiltrées, surtout lorsqu'il se lève; dans les plèvres et le péritoine existe encore du liquide. Le mieux continue, et le 19 on le laisse sortir par un temps froid et humide, pour se promener; il marche beaucoup, boit un peu de bière et de vin. Le lendemain je le trouve la face pâle, bouffie, les membres inférieurs plus œdématiés, tout l'extérieur annonçant, en un mot, une aggravation dans les accidents. En voyant cela, j'étais tout déconcerté, d'autant plus que je ne savais comment m'expliquer ces phénomènes, lorsque j'appris les détails que j'ai cités plus haut. Je tâchai de lui faire comprendre combien il était dangereux pour lui de s'écarter du régime que je lui prescrivais. Les jours suivants, il continua à ne pas boire, l'amélioration revint et se prononça de mieux en mieux. Le 24, je tâchai de lui faire conserver ses urines à partir de douze heures exclusivement jusqu'au 25 à la même heure inclusivement. La

quantité rendue pesait 1,125 grammes; M. Pagnoul
eut l'obligeance d'en analyser 50 grammes, qui contenaient 0 gr. 1 d'albumine, soit pour la quantité totale,
2 gr. 45 centigr.

A partir de ce moment, je n'ai pu continuer à observer ce malade; mais j'ai appris qu'il avait recom-
mencé de nouveau à boire plus d'un litre de tisane
tous les jours, et qu'à partir de ce moment l'infiltration avait augmenté, ainsi que les épanchements séreux. On a déjà dû lui faire la ponction de l'abdomen.

Quoique je ne puisse compter ce cas comme un succès, il ne démontre pas moins l'influence de la privation des boissons, de leur ingestion sur l'infiltration
et l'albuminurie.

Dans ces observations, on voit l'abus des boissons
aqueuses déterminer l'hydropisie et l'albuminurie; on
voit également ces deux phénomènes disparaître ou
diminuer simultanément par la privation des boissons.
Les trois dernières surtout prouvent ce fait jusqu'à la
dernière évidence. Ainsi, pour un même poids d'urine,
la quantité d'albumine augmente ou diminue, selon
que l'on donne ou non des boissons; de sorte qu'en
privant les malades de boissons, outre que les urines
diminuent, l'albumine diminue également. Dans la
dernière observation, le malade qui ne rendait pas en
vingt-quatre heures 9 grammes 84 centigrammes d'albumine, en rend, le jour où il prend une quantité con-
venable de tisane, jusqu'à 18 grammes 16 centigram-

mes, presque deux fois autant. Ce fait, au premier abord, paraît contraire aux prévisions du raisonnement ; il semble que, quand l'urine est rendue en moindre quantité, l'albumine doive se concentrer dans l'urine comme les autres produits. Cependant, pour peu que l'on réfléchisse, on se l'explique très-bien ; car, de même que la privation des boissons diminue la sérosité qui s'épanche dans les tissus, de même elle diminue aussi la quantité de celle qui passe dans les urines.

D'après ces faits, il n'est donc pas possible de soutenir que la sérosité résorbée se trouve éliminée par les urines.

Dans la discussion à laquelle je me suis livré précédemment, je crois avoir démontré qu'en soutenant que l'albumine contenue dans les urines est un produit excrémentitiel, l'on était forcément conduit à soutenir le même fait à propos de la sérosité qui s'épanche dans les tissus ou les cavités séreuses.

Les cas d'hydropisie sans albuminurie, les expériences de Schiff, les observations que je viens dè rapporter, prouvent de la façon la plus incontestable que l'albumine qui existe dans la sérosité épanchée n'est pas un produit d'excrétion, mais bien une albumine normale qui rentre et reste dans le sang pour concourir à la nutrition. Il est vrai que l'on peut se demander si Schiff a injecté de la sérosité provenant d'individus albuminuriques : en supposant même qu'il reste du doute sur ses expériences, il n'en peut rester après la lecture de nos observations. Or, puisque d'une part, il est démontré que l'albumine de l'urine ne peut être un produit excrémentitiel sans que celle du liquide de l'hydropisie le soit également ; et que, d'autre part, il est également prouvé que l'albumine de l'hydropisie n'est pas un produit excrémentitiel, il faut donc conclure que l'albumine des urines n'est pas excrémentitielle, que l'albuminurie n'est pas l'élimination d'une matière anormale étrangère au sang, que la proposition contraire est une hypothèse hasardée, qui, au lieu d'être justifiée, se trouve démentie par la raison et par les faits. Les expériences et les observations prouvent également que l'hydropisie et l'albuminurie sont deux phénomènes qui vont de pair et sont directement le résultat des mêmes causes ; que, de même que la sérosité filtre à travers les parois des autres vaisseaux de l'économie, elle filtre aussi à travers les vaisseaux des reins, et donne lieu à la présence de l'albumine dans les urines.

Le mécanisme de l'albuminurie n'est pas plus difficile, pensons-nous ; il ressort de nos explications ; il saute aux yeux, il est tout simple, il l'est même trop pour être admis par tout le monde ; car, en médecine, comme en métaphysique et dans les autres sciences, l'esprit humain, comme si la nature n'était pas déjà assez mystérieuse par elle-même, se complaît parfois à créer des difficultés et à aller au loin chercher la vérité quand elle éclate sous nos regards.

J'arrive maintenant à l'albuminurie qui se manifeste

quelquefois à la suite d'une mauvaise alimentation ou vers la fin des maladies chroniques.

Dans les hydropisies qui succèdent à une alimentation exclusivement végétale, je ne sache pas que l'on ait observé l'albuminurie ; mais il est vrai d'ajouter qu'au moment où ces observations ont été faites, on ne songeait pas à rechercher ce principe dans les urines.

Toutefois je dois dire que M. Reynal ne l'a pas trouvé dans la cachexie aqueuse. Il n'y a peut-être rien d'étonnant dans cette observation négative, attendu que, chez les animaux, la position élevée des reins favorisant la circulation dans ces organes, s'oppose à la congestion de leurs vaisseaux, congestion qui est la cause la plus efficace du phénomène dont il s'agit. Cependant je dois dire que, si M. Reynal n'a pas trouvé l'albuminurie en coïncidence avec la cachexie aqueuse, il l'a parfois rencontrée, avec M. Clément, dans l'anémie attribuée à l'alimentation exclusive avec les fourrages des prairies artificielles. Or nous avons vu que dans cette affection il y a infiltration des membres, du fourreau, épanchement dans la poitrine et dans le ventre.

Chez les individus mal nourris, vivant dans des lieux bas et humides, vers la fin des maladies chroniques, dans la phthisie, la scrofule, la syphilis constitutionnelle, la cachexie mercurielle ou cancéreuse, on a encore observé l'albuminurie. Dans toutes ces conditions, l'albuminurie se confond avec l'hydropisie comme mode de formation et comme étiologie. Ce que j'ai dit précédemment me dispense de revenir sur ce sujet.

Je dois néanmoins, avant de terminer ce chapitre, prévenir une objection. J'ai dit que l'albuminurie augmente ou diminue, suivant en cela les oscillations de l'hydropisie elle-même ; j'ai soutenu que ces deux phénomènes reconnaissaient les mêmes causes et devaient être placés sur le même rang. Les localisateurs ne manqueront pas de m'objecter que l'on observe l'albuminurie sans hydropisie, ou que l'on voit les infiltrations séreuses diparaître alors que l'albumine persiste dans les urines.

Que l'on observe l'albuminurie sans hydropisie, je ne le conteste pas ; mais ce n'est pas dans les conditions qui ont fait l'objet de ce chapitre et des précédents ; c'est accidentellement, dans les circonstances que nous examinerons par la suite. Pour les cas d'albuminurie chronique sans infiltration, il faut reconnaître qu'outre leur rareté, il n'est pas bien démontré qu'il n'y avait pas en même temps hydropisie. Les infiltrations séreuses ne sont pas toujours aussi faciles à observer qu'on peut le supposer. Aussi M. Grisolle, en parlant de ces albuminuries latentes sans œdème, a-t-il eu soin d'ajouter le qualificatif *appréciable*. Il peut très-bien y avoir un léger épanchement de sérosité dans les tissus, sans que le doigt appliqué sur la peau y laisse une dépression ; alors le signe par lequel l'infiltration peut se révéler est la tension des téguments. Je me rappelle avoir vu un jeune officier, at-

teint d'affection cardiaque, qui tous les soirs, après
avoir marché, se plaignait d'avoir les jambes tendues;
cependant, avec la plus grande attention, je ne pouvais
noter l'infiltration du tissu cellulaire sous-cutané; ce
phénomène ne se manifesta que peu à peu. Si l'œdème
est quelquefois chose difficile à apprécier, il en est
de même des légers épanchements dans les séreuses;
lorsqu'ils sont peu prononcés, il faut une grande attention pour les reconnaître.

Ces réflexions s'appliquent aussi à ces cas d'albuminurie qui persistent, dit-on, alors que l'infiltration
a disparu. Il est bon de faire remarquer, de l'aveu
même de ceux qui rapportent ces observations, que,
dans ces circonstances, l'albumine diminue dans les
urines. Après tout, quand bien même il serait constaté
par des observations rigoureuses que l'albumine persiste sans œdème, cela ne prouverait rien contre les
idées que nous avons émises; ce fait ne serait pas
plus étonnant que la persistance de l'infiltration dans
une partie du corps, alors qu'elle a disparu dans
d'autres.

CHAPITRE V.

ALBUMINURIE DÉTERMINÉE PAR DES SUBSTANCES IRRI-
TANTES AGISSANT SUR LES REINS; HYDROPISIE CON-
SÉCUTIVE.

Certains modificateurs introduits dans la circulation et éliminés par les reins ont la propriété d'agir
sur les vaisseaux de ces organes, de les congestionner

et d'augmenter la sécrétion urinaire. Si leur action est plus intense, un effet contraire se manifeste. Cette sécrétion diminue ou se suspend complétement. Dans ces circonstances, si on examine les urines, il est assez commun d'y trouver de l'albumine, de la fibrine et parfois du sang.

Ces phénomènes s'observent après l'usage immodéré de la térébenthine, la myrrhe, la coloquinte, le nerprun, l'ellébore noir, l'aloès, les cantharides, le copahu, le baume du Pérou. Au sujet de ce dernier, P. Frank rapporte que pour une mauvaise plaisanterie, on fit prendre à une personne du baume du Pérou pour du chocolat; au bout de quelques heures, il survint une hématurie (Rayer, *loc. cit.*, t. III).

Parmi ces substances, les cantharides sont celles dont l'action est la plus manifeste et la mieux étudiée. C'est surtout aux travaux de MM. Bouillaud, Morel-Lavallée, Rayer et Dourif (thèse de 1849), que l'on doit la connaissance des effets de cet agent sur les qualités de l'urine. Appliquées sur la peau ou introduites dans le tube digestif, les cantharides nonseulement produisent des modifications sur les points où elles sont en contact, mais elles sont absorbées et éliminées par l'appareil urinaire. Pendant leur passage à travers ces organes, agissant directement sur les reins, comme elle le font sur la peau, elles les congestionnent, donnent lieu à l'exsudation de l'albumine, de la fibrine, quelquefois à une hémorrhagie. Continuant à agir sur les uretères et surtout sur la vessie, elles déterminent dans cette cavité des am-

poules semblables à celles que produisent les vésicatoires.

Outre ces accidents, on remarque dans les urines
la présence de l'albumine, de la fibrine et souvent des
globules sanguins. Au microscope, on y rencontre des
lamelles de l'épithélium qui tapisse les tubes urinifères. (Rayer et Dourif). Les premiers produits viennent non-seulement des reins, mais souvent aussi de
la vessie.

Pour observer l'albuminurie après l'emploi des
cantharides, il faut bien savoir qu'il n'est pas nécessaire que le malade éprouve des accidents du côté
des voies urinaires. M. le Dr Cros, qui s'est occupé de
cette étude, m'a dit avoir toujours rencontré de l'albumine dans les urines à la suite de l'application
d'un vésicatoire, même dans les cas où les individus
n'éprouvaient aucun symptôme qui pût faire soupçonner l'action des cantharides sur l'appareil génito-
urinaire.

Après ces modificateurs qui n'agissent qu'accidentellement, on en rencontre d'autres qui, ayant les
mêmes effets, sont d'une plus grande importance, en
raison de l'usage ou plutôt de l'abus que l'on en fait ;
ce sont les boissons alcooliques, telles que les vins
blancs, la bière blanche, les eaux-de-vie, etc. etc.
A la suite de leur emploi démesuré, non-seulement on
peut observer passagèrement de l'albumine ou du
sang dans les urines, mais souvent aussi il reste des
albuminuries et des hydropisies chroniques, ainsi que
l'a démontré Christison.

Les boissons alcooliques ont un mode d'action com-
plexe. Chez ceux qui en font abus, elles agissent par
la qualité et la quantité, de sorte qu'outre leur action
directe sur les reins, elles en ont une autre occasionnée par leur mélange avec le sang, dont la tension
augmente ainsi que la fluidité. Ce mode d'action
ayant été étudié précédemment, dans cet article, je
m'occuperai surtout de leurs effets sur les reins, et
ensuite de l'influence que le trouble de la sécrétion
urinaire peut avoir sur l'hydropisie.

Les boissons alcooliques congestionnent les reins et
amènent parfois la présence de l'albumine ou du sang
dans les urines ; c'est là une action que l'on peut
constater assez fréquemment et qui est analogue à
celle que provoquent les agents cités plus haut. Cependant il faut dire que d'ordinaire leurs effets ne
sont pas aussi simples ; ainsi, il arrive qu'après leur
emploi, la sécrétion urinaire diminue, ou plus rarement se suspend pendant quelques jours ; puis une
hydropisie se déclare ; les urines reprennent leurs
cours, augmentent, et continuent à se montrer albumineuses. Ces phénomènes, qualifiés du nom d'albuminurie aiguë, etc., peuvent se dissiper au bout de
quelque temps, puis reparaître sous l'influence des
mêmes causes, enfin finissent par passer à l'état chronique.

Dans cette action des alcooliques, plusieurs faits
doivent être expliqués. Pourquoi y a-t-il diminution
ou suppression des urines ? Pourquoi survient-il une
hydropisie ? Pourquoi enfin l'hydropisie et l'albumi-

nurie passent-elles à l'état chronique? Essayons de résoudre ces questions.

La suppression des urines ou leur diminution après l'usage des alcooliques ou des substances que j'ai signalées au début de cet article me paraît chose facile à expliquer. Ces agents, ayant pour effet la congestion des reins, amènent souvent des hémorrhagies ; or l'on sait que les hémorrhagies rénales peuvent causer non-seulement l'obstruction des uretères par un caillot, mais beaucoup plus souvent, et peut-être toujours, l'oblitération d'un nombre variable de tubes urinifères. Ce dernier fait est démontré par les micrographes qui, à la suite des congestions rénales avec exsudation ou hémorrhagie, ont trouvé les tubes urinifères oblitérés par de la fibrine coagulée ou des caillots sanguins. Or, de même que les uretères oblitérés diminuent ou arrêtent l'ecoulement des urines, de même l'obstruction d'un plus ou moins grand nombre de tubes urinifères produit cet effet.

L'hydropisie qui se manifeste à la suite de la diminution ou de la suppression des urines est amenée par la rétention dans le sang des éléments qui composent cette sécrétion. Le système circulatoire, déjà tendu par les boissons qui ont agi spécialement sur les reins, le devenant encore plus par celles que l'individu peut ingérer tout en ne se débarrassant pas de son trop plein, finit par amener des sécrétions à la surface des téguments, des séreuses et dans l'intérieur des tissus. Portal avait observé que le défaut de sécrétion rénale donnait lieu à l'hydropisie. Il fait remarquer que les reins ne sécrétant pas une assez grande quantité d'urine, il en résulte une surabondance de liquide aqueux qui peut produire plus ou moins promptement l'hydropisie. Monassot, dans sa thèse, explique de la même manière les infiltrations qui accompagnent l'albuminurie. Seulement, il faut reconnaître que cet auteur a eu tort de généraliser cette explication qu'il aurait dû, tout au moins, appuyer sur les faits qui existent dans la science. Nysten, dans ses recherches de physiologie et de chimie pathologique, donne à cet égard plusieurs exemples remarquables. Je citerai le suivant : « Le docteur Zeviani rapporte qu'une jeune fille de dix-huit ans, ayant reçu un coup de couteau aux parties génitales, la plaie resta ouverte pendant plusieurs années ; peu à peu l'urine devint rare, coula difficilement, et l'on fut obligé, pendant quatre ans, de lui donner issue par la sonde ; après ce temps, on ne trouva plus rien dans la vessie ; le corps s'infiltra généralement, la transpiration acquit une odeur fétide urineuse. Quelques mois après la suppression totale des urines, elle vomit une grande quantité de matières qui sentaient l'urine. Ce vomissement revint tous les jours et constamment, lorsque l'estomac ne contenait plus d'aliments. L'hydropisie se dissipa par degrés. Les vomissements continuèrent pendant un grand nombre d'années et devinrent plus prompts et plus faciles. A l'âge de cinquante-trois ans, elle mourut ; on trouva la vessie vide, rétractée, du volume d'un œuf de pigeon, et n'ayant pas la moindre odeur d'urine, même après qu'elle fut ouverte. On n'y découvrit pas l'orifice des uretères. Le droit était complétement oblitéré, et dans le gauche on eut peine à faire passer un peu de liquide. Les reins tuméfiés étaient dans le dernier état de désordre et de destruction.

Bon nombre d'observateurs, parmi lesquels Chirac, Helvétius, Prévost, Dumas, Comhaire, Nysten, ont remarqué des épanchements, des évacuations, des transpirations urineuses après la ligature des artères rénales, l'extirpation des reins, pendant le cours des maladies, tant aiguës que chroniques, où la sécrétion de l'urine ne se fait pas convenablement. Il est à noter que souvent la transpiration urineuse coïncide avec une hydropisie. Nysten eut l'occasion d'observer une anasarque à la suite d'une suppression complète d'urine, chez une jeune fille de vingt-six ans. L'infiltration diminua à la suite de vomissements urinaires. En un jour, elle en rendit plus de vingt litres.

En 1859, j'observai le fait suivant qui me paraît assez intéressant pour mériter d'être rapporté. Un jeune homme, atteint de péritonite, entre à l'hôpital militaire d'Arras. L'écoulement des urines était supprimé avant le début des douleurs abdominales; en sondant le malade, on n'obtenait pas la moindre goutte de liquide : la transpiration était urineuse. Après quelques jours, il mourut. A l'autopsie, entre les autres signes de péritonite, je trouvai dans l'abdomen un liquide brunâtre mêlé de pus, et exhalant l'odeur de l'urine. La vessie était vide et rétractée. En poussant une injection dans sa cavité, elle se distendait sans donner issue au liquide par aucun point de sa surface. L'examen des intestins ne fit trouver aucune trace de perforation. Les deux uretères étaient remplis chacun par un caillot sanguin très-adhérent à leurs parois; ils étaient complétement oblitérés. Au-dessus des caillots, je vis les bassinets distendus par l'urine et ne présentant aucune trace de perforation. Les reins étaient congestionnés. En voyant ces désordres, je me suis demandé si l'urine sécrétée dans le péritoine n'avait pas causé la péritonite. C'est ce que je crois.

Les faits nous prouvent donc qu'un obstacle quelconque à l'écoulement des urines, siégeant soit dans les tubes urinifères, soit dans les uretères, etc., peut être suivi d'hydropisie; et, chose plus curieuse, que cette hydropisie disparaît lorsque les urines sont sécrétées par d'autres organes. Or, comme les boissons alcooliques ont quelquefois pour effet de diminuer ou de supprimer les urines pour la raison que j'ai indiquée, il n'y a rien d'étonnant que leur action soit suivie d'hydropisie, d'autant mieux qu'à cette première cause se joint une tension vasculaire souvent très-prononcée.

Ces détails peuvent expliquer comment, dans le traitement de l'hydropisie, l'abus des drastiques ou des diurétiques énergiques est quelquefois plus nuisible qu'utile.

Plusieurs auteurs, entre autres Sydenham, Mead, Bacher, Cullen, Portal, ont signalé les dangereux effets qui résultent de l'usage immodéré de ces médicaments.

Sauvages dit avoir vu, à Montpellier, une hydropisie qui augmenta après un abus des hydragogues et des diurétiques de toute espèce. La malade n'en gué‑ rit que par l'usage du petit-lait et par 20 saignées (*Nosologie méthodique*, t. II, p. 504).

Portal s'exprime catégoriquement à ce sujet, en disant que l'emploi trop fréquent des cantharides est nuisible, et cause l'hydropisie en diminuant l'écoulement des urines. J'arrive à la troisième question.

Pourquoi, à la suite de l'abus des alcooliques, l'albuminurie et l'hydropisie occasionnées par l'action de l'alcool sur les reins passent-elles souvent à l'état chronique? Il est établi que les alcooliques congestionnent les reins, y déterminent des exsudations albumineuses ou fibrineuses, des hémorrhagies, et par suite la diminution, plus rarement la suppression des urines.

Il est également démontré que les hydropisies qui surviennent dans ces circonstances sont le résultat d'une surabondance de fluide aqueux dans le sang. Or, une fois que l'hydropisie se produit, le sang perd une partie de son albumine; il perd aussi de l'eau; mais ordinairement ce liquide ne tarde pas à être remplacé par les boissons. L'hydropisie continuant à se faire, ainsi que l'ingestion des boissons, il arrive un moment où le sang se trouve dans les conditions les plus favorables aux infiltrations séreuses. Que, dans ces circonstances, les urines augmentent ou reparaissent, comme cela arrive d'ordinaire, évidemment elles continueront à contenir de l'albumine. Mais cette fois l'albuminurie se produit, non plus par l'action directe de l'alcool sur les reins, mais de la même façon que l'hydropisie, c'est-à-dire qu'elle est la conséquence de l'hydrémie. Si le malade continue à boire, les accidents continueront et passeront à l'état chronique. Tel est le mode d'action des boissons alcooliques.

Les phénomènes que nous venons d'examiner ne sont pas spéciaux aux reins ; ils sont déterminés dans divers organes par les mêmes substances ou par d'autres. Ainsi la plupart des agents cités au début de ce travail ont une action énergique sur l'intestin, et donnent lieu à des selles dans lesquelles on trouve de l'albumine et du sang.

Pour agir, il n'est même pas nécessaire qu'ils soient portés dans l'intérieur du tube digestif. La teinture de coloquinte, la pulpe fraîche, appliquées sur la peau, donnent lieu à des purgations. Ceux qui manient ce médicament éprouvent les mêmes effets.

Les glandes salivaires sécrètent aussi de l'albumine, à la suite de l'action du mercure dans la salivation mercurielle; je ne sache pas que ce fait ait été encore observé, mais en voici un exemple bien frappant. Un homme, ayant depuis quelque temps une blennorrhagie avec orchite, fait usage de frictions mercurielles, et bientôt il éprouve une salivation abondante, et il entré avec ces divers accidents dans le service de M. Nélaton. Les gencives sont tuméfiées ; les glandes salivaires légèrement douloureuses, sans gonflement apparent; la face est chaude, et les ganglions sous-maxillaires engorgés. La salive est rendue en grande quantité ; elle ne présente aucune coloration qui puisse faire croire à la présence du sang. J'en recueille une certaine quantité et je la jette sur un filtre. Le liquide filtré, traité par l'acide azotique et la chaleur, devient complétement opaque dans toute sa masse. Pesé et filtré de nouveau, on trouva après la dessiccation du filtre, 40 centigrammes d'albumine pour 41 grammes de salive. Pour m'assurer que cette albumine provenait bien des glandes salivaires, et qu'elle n'était pas due à du sang ou du pus fourni par les gencives, je priai M. Robin d'avoir l'obligeance d'examiner au microscope la salive retenue sur le filtre au moment de la première filtration. Il n'y trouva aucun globule purulent ou sanguin ; il y avait seulement des parcelles de cellules épithéliales, et une matière finement granuleuse due sans doute à des particules de substances alimentaires qui séjournent entre les dents. De ces faits il ressort clairement que, si l'albumine est sécrétée par les reins, à la suite de l'usage de certains agents, ce fait n'est point spécial à ces organes, attendu que nous le voyons se manifester dans d'autres. Je ne doute pas qu'on n'arrive à des résultats analogues en examinant, par exemple, la bile qui est sécrétée en plus grande abondance, après l'usage des médicaments qui ont une action spéciale sur le foie.

CHAPITRE VI

ALBUMINURIE DANS LES AFFECTIONS GRAVES ACCOMPAGNÉES D'HÉMORRHAGIES DIVERSES; ANALOGIE DE L'ALBUMINURIE AVEC LES ÉCOULEMENTS SANGUINS.

Il est un certain nombre de maladies où le sang, ayant subi des altérations encore mal déterminées dans les propriétés de quelques-uns de ses éléments, et en particulier dans les principes immédiats de la troisième classe, devient cause d'hémorrhagie. Ces épanchements sanguins se font dans différentes parties de l'économie : tantôt ce sont des pétéchies, des ecchymoses, tantôt des épistaxis, des hématémèses, des selles sanglantes; tantôt enfin, et assez fréquemment, des hématuries qui reconnaissent généralement pour cause une néphrorrhagie, ainsi que ie prouvent les autopsies où l'on trouve les reins congestionnés, augmentés de volume, ecchymosés, et les bassinets remplis de sang.

Les affections dans lesquelles se rencontrent la plupart de ces phénomènes sont : le typhus, la fièvre jaune, la peste, les affections charbonneuses, la morve, la variole, la rougeole, la scarlatine, la fièvre typhoïde, la dysentérie, le scorbut, le purpura, et enfin l'ictère grave.

Lorsque l'attention fut éveillée sur la présence de l'albumine dans les urines, et qu'on se mit à rechercher ce produit dans une foule de maladies, on le trouva dans la plupart de celles que je viens d'énumérer ; et s'il n'a pas encore été signalé pour quelques-unes d'entre elles, on peut affirmer qu'il le sera un jour ou l'autre. Cette découverte n'était pas bien difficile à faire, car il va sans dire que là où il y a du sang, on doit trouver de l'albumine en traitant le liquide par la chaleur ou l'acide azotique. Cependant il faut reconnaître que ce mode d'investigation n'est pas sans valeur. Il a l'avantage d'indiquer qu'il y a eu néphrorrhagie ou quelquefois peut-être simplement exsudation d'albumine, alors que la couleur de l'urine ne peut donner aucun soupçon à cet égard. Dans l'épidémie de fièvre jaune observée par Barrot à Saint-Pierre-Martinique (1856-57), et dans celle de Lisbonne (1857-58), relatée par Magalhaes Coutinho (*Gaz. hebd.*), la présence de l'albumine dans les urines fut pour ces médecins un signe d'une grande utilité. Une fois qu'on la constatait, le *vomito negro* ne tardait pas à apparaître ; c'était pour eux l'indice de la gravité de l'affection qui devait continuer à se développer ; elle leur servait même à caractériser la maladie et à porter le pronostic. « Dans quelque cas, dit le dernier observateur, nous avons vu l'albuminurie à la première période. Cette circonstance, qui nous a paru très-exceptionnelle, était pour nous l'avant-coureur d'une terrible attaque de la maladie. Et en effet l'expérience nous a démontré que ces cas sont les plus graves, surtout quand l'acide nitrique précipite une grande quantité d'albumine. » (*Gaz. hebd.*, t. V.)

Sans chercher à expliquer comment se produisent

les hémorrhagies dans ces diverses affections, il est évident que l'on doit considérer la néphrorrhagie qui donne lieu à la présence de l'albumine dans les urines comme analogue aux épanchements sanguins qui se font dans les autres parties de l'organisme. Regarder l'albuminurie comme un symptôme spécial serait, dans ces circonstances bien plus qu'en toute autre, faire preuve d'étroitesse de vue. Je ne pense pas qu'une telle idée vienne jamais à l'esprit d'un médecin sérieux ; cependant, comme parmi ceux qui ont observé ce phénomène, il en est quelques-uns qui l'ont signalé étroitement, si je puis ainsi dire, sans le généraliser et le rapprocher de ceux qui lui sont analogues, je crois qu'ici encore il est bon de mettre en garde contre cette malheureuse tendance à particulariser les faits généraux, tout en généralisant les particuliers.

On sera peut-être étonné de voir figurer dans cet article des maladies dont nous avons déjà parlé au point de vue de l'albuminurie qui se montre quelquefois dans le cours de leur manifestation. Mais, pour peu que l'on y réfléchisse, on verra que, dans ces affections, la présence de l'albumine dans l'urine est un phénomène qui reconnaît tantôt une cause, tantôt une autre. Ainsi, l'albuminurie qui se produit dans le cours d'une scarlatine grave avec hémorrhagies diverses ne reconnaît pas la même cause que celle qui se manifeste dans la convalescence de cette affection cutanée, à la suite du froid. Il en est de même de la rougeole, de la variole, etc. Pour la fièvre typhoïde, le typhus, et autres maladies, dans lesquelles il y a souvent rétention d'urine, la présence de l'albumine dans ce liquide ne pourrait-elle pas quelquefois se rattacher à la distension] de la vessie? On sait que M. Civiale fait jouer un rôle important à la rétention d'urine, qu'il considère comme cause fréquente d'hé maturie. Un praticien d'un grand mérite, M. Lestocquoy, professeur à l'école d'Arras, a eu souvent l'occasion d'être appelé auprès d'individus qui, après avoir bu beaucoup de bière, s'étaient trouvés dans l'impossibilité d'uriner, et chez lesquelles on avait tenté vainement l'évacuation de l'urine. La sonde pénétrait parfaitement dans la vessie, mais rien ne sortait. En présence de cette difficulté, ce chirurgien ne tarda pas à s'apercevoir que c'était l'obstruction de la sonde par des caillots sanguins qui empêchait l'écoulement. Est-ce à l'éraillement de la muqueuse vésicale distendue qu'il faut rapporter ces hématuries? la chose paraît assez probable.

Je crois que l'on peut rapprocher des affections que je viens de signaler ces cas d'empoisonnement par les matières putrides, ou par certaines substances, le phosphore, par exemple, dans lesquels il y a, pour me servir de l'expression consacrée, dissolution du sang et hémorrhagies diverses. Il est évident que l'albuminurie, qui peut se manifester dans ces circonstances, devra être placée sur le même rang que les autres hémorrhagies. C'est aussi, ce me semble, l'occasion de parler des expériences de Fourcault, qui a déterminé l'albuminurie chez les animaux, en leur recouvrant la peau d'enduits imperméables. Mais, avant de discuter ce fait, voyons quels sont les divers phénomènes observés par cet expérimentateur. Comparant les lésions que l'on trouve dans les fièvres graves des pays chauds et celles qu'il détermine sur les animaux, en leur enduisant la peau, il dit : « Dans l'un comme dans l'autre cas on voit se manifester les mêmes phénomènes morbides : une altération du sang, parfois la dissolution de ses éléments organiques, des supersécrétions, des épanchements de diverses natures, des lésions locales, des engorgements vasculaires, que l'on retrouve dans les fléaux qui règnent dans les régions intertropicales, comme dans les fièvres graves de nos climats, qui ne sont qu'une dégradation de ces terribles maladies. » (*Compte rendu de l'Académie des sciences,* 1844.) En lisant ces quelques lignes, non-seulement il faut, avec Fourcault, rapprocher les lésions qu'il a déterminées par ses expériences de celles que l'on rencontre dans la plupart des maladies que nous avons citées; mais on doit agir à l'égard de l'albuminurie comme dans les cas précédents, c'est-à-dire la considérer comme un fait complétement analogue aux divers épanchements que Fourcault a observés dans ses expériences. Cette analogie n'a pas été établie par cet expérimentateur, qui a donné pour cause à l'albuminurie la présence de l'acide lactique qui se trouve en excès dans le sang, lorsque la sécrétion acide de la peau et des reins est suspendue. Cette théorie est par trop chimique pour que nous osions la discuter. Les auteurs qui ont rapporté les expériences de Fourcault regardent l'albu-

minurie et toutes les autres lésions comme la conséquence de la suppression des fonctions de la peau.
Déjà, ailleurs, j'ai fait voir l'inanité de cette explication. Mais, quand bien même elle aurait de la valeur,
il ne serait pas rigoureux de la faire entrer dans le cas
qui nous occupe. En effet, dans cette application d'enduits imperméables sur la peau des animaux, on ne
parle pas de la nature de l'enduit, de son épaisseur ;
l'on ne dit pas si, en se solidifiant, il n'a point formé
autour du thorax une sorte d'étau gênant les mouvements respiratoires, fait dont l'existence rendrait
compte du défaut d'hématose et de l'abaissement de
température. Ces circonstances méritaient d'être signalées. Dans les expériences, on apporte souvent une
foule de conditions nouvelles qui échappent ; et, lorsque l'on conclut, l'on est exposé à errer facilement, en
rapportant aux phénomènes qui ont frappé le plus des
effets qui reconnaissent pour cause les conditions dont
on n'a pas tenu compte.

L'albuminurie observée pendant le choléra de 1849
par MM. Rostan, Bouchut, Michel Lévy, Briquet et
Mignot, peut aussi trouver place dans ce chapitre. Ce
phénomène n'a encore rien de particulier. Sans vouloir en pénétrer la cause, on peut dire qu'il est complétement analogue à la sécrétion intestinale qui, dans
cette affection, contient, comme chacun le sait, une
grande quantité d'albumine. D'ailleurs, MM. Briquet
et Mignot avaient déjà signalé cette analogie en disant
que, dans le choléra, l'albuminurie ne serait qu'une
espèce de dépôt semblable au dépôt de matières albu-

mineuses qui forme l'un des composants du liquide cholérique intestinal. (*Traité du choléra,* 1849.) Enfin, pour terminer, disons que l'albuminurie a été signalée dans l'infection purulente par d'Arcet (Bouchut et Empis, *loc. cit.*), et après une alimentation avec une nourriture corrompue, comme l'ont fait Simon et Johnson, qui ont rendu des chats albuminuriques en les enfermant dans une cave obscure où il ne respiraient qu'un air vicié, et ne leur donnant qu'une nourriture corrompue (Jaccoud). Alors, c'est le cas de dire que l'albuminurie est l'élimination d'une substance impropre à la constitution du sang.

CHAPITRE VII.

ALBUMINURIE DANS DIVERSES ALTÉRATIONS DU REIN.

Il n'est pas rare de rencontrer de l'albumine dans les urines, et quelquefois une hématurie à la suite de la contusion du rein, ou lorsqu'un cancer ou des tubercules se sont développés dans cet organe. Les mêmes symptômes sont aussi déterminés par la présence d'acéphalocystes, du strongle, développés dans l'épaisseur du rein ou dans le bassinet. Les graviers, les calculs, occasionnent souvent les mêmes accidents. Sans aucun doute, dans ces différents cas, la présence de l'albumine dans l'urine est la conséquence d'une hémorrhagie, et l'albuminurie n'a encore rien de spécial.

10

Il n'y a pas la moindre contestation à élever à ce sujet.

Dans la néphrite, on observe aussi assez fréquemment l'albuminurie. Ce phénomène s'explique parfaitement et trouve son analogue dans toutes les inflammations.

Les vaisseaux du rein étant enflammés sécrètent une lymphe plastique qui peut rester dans l'épaisseur de l'organe ou s'écouler en partie dans les tubes urinifères avec l'urine et donner lieu à la présence de l'albumine dans ce liquide. Souvent même la congestion inflammatoire est poussée au point de rompre les vaisseaux et de déterminer des hémorrhagies légères. Eh bien ! ce qui se passe pour les reins a lieu dans toute inflammation, quelle qu'elle soit. Ainsi, on voit le tissu cellulaire, les séreuses enflammées, sécréter les mêmes produits. Dans l'inflammation des glandes salivaires, sans aucun doute, la salive doit contenir de l'albumine ; on peut même l'affirmer, non-seulement en raison de l'observation citée à la fin du chapitre IV, mais aussi d'après la sécrétion purulente observée dans la parotidite, par exemple. Il est évident que la présence du pus indique l'existence préalable d'un plasma, au milieu duquel les globules purulents ont pris naissance. Ce que je viens de dire des glandes salivaires se remarque aussi dans la pneumonie ; ainsi, l'on voit les crachats contenir de l'albumine, de la fibrine et même du sang.

Inutile d'insister plus longuement sur ces modes d'albuminurie ; je passe au dernier.

CHAPITRE VIII.

ALBUMINURIE DÉTERMINÉE PAR L'USAGE DE QUELQUES ALIMENTS AZOTÉS ET SPÉCIALEMENT DES OEUFS CRUS.

L'albumine se montre dans les urines à la suite de l'usage de certains aliments, et surtout après une alimentation exclusive avec les œufs crus. Gregory a observé une albuminurie de quelques heures chez des individus qui avaient mangé du pain mal cuit ou de la pâtisserie chargée de beurre. Christison et Bence Jones ont aussi remarqué que certaines substances alimentaires donnaient lieu à une albuminurie passagère (Lorain). Tegart, en remplaçant sa nourriture ordinaire par des œufs à la coque, vit bientôt ses urines albumineuses. Un de ses amis, s'étant mis dans la tête de mener une vie de cénobite, ne vivait que d'œufs frais, d'herbes fraîches et de pain, lorsqu'un matin il commença à s'effrayer en voyant ses urines plus mousseuses que de coutume ; deux jours après, la quantité d'albumine qu'il excrétait fut si grande, qu'après avoir uriné, des stries de cette substance allaient, presque sans se rompre, mesurer la distance entre le pénis et le pavé (Tegart, *Thèses de Paris*, 1845).

Le docteur Jaccoud s'est montré très-sévère à l'égard de ces expériences. Il les rapporte pour en récuser la valeur. A propos de la seconde, il s'écrie : « Qui a jamais vu l'albumine s'échapper de l'urèthre sous forme de stries solides? On ne discute pas de telles expériences. » — Mais on discute ce que dit

M. Jaccoud. Si on lit ce qui est rapporté plus haut, on voit : « Après avoir uriné, des stries de cette substance allaient, presque sans se rompre, mesurer la distance entre le pénis et le pavé. » Il me semble que cela n'est pas dire que l'albumine sortait de l'urèthre sous forme de stries *solides*. Il y a une grande différence entre ce que dit Tegart et ce que lui fait dire M. Jaccoud. Le premier rapporte une chose vraisemblable, tandis que le second, en ajoutant le qualificatif *solide*, en fait une chose extraordinaire. Il n'y a, en effet, rien d'étonnant de voir, après les dernières gouttes d'urine, une substance filante s'écouler par le méat et s'allonger. Cela se remarque tous les jours dans le catarrhe de la vessie; et rien ne s'oppose à croire que le même fait s'est passé chez l'ami de Tegart. Au reste, quand bien même on ne le comprendrait pas, doit-on mettre en doute une chose tellement facile à constater, qu'il suffit d'avoir des yeux pour la saisir ?

Quant à l'expérience de Tegart sur lui-même, elle est également sacrifiée par M. Jaccoud, sous prétexte que l'auteur n'indique pas avec quel réactif il examina ses urines. Brown-Séquard, dans une expérience analogue que nous allons rapporter, tombe dans la même faute; cependant M. Jaccoud y attache créance, parce que, dit-il, l'on ne peut pas soupçonner que ce physiologiste ignore les véritables réactifs de l'albumine. Je ne vois pas pourquoi Tegart les aurait ignorés; il ne faut pas occuper les hautes régions scientifiques pour savoir cela. Je ne vois pas davantage pourquoi ce dernier, en prenant des œufs crus, n'aurait pas eu de l'albumine dans ses urines, tout aussi bien que M. Brown-Séquard qui en a obtenu par le même régime. Ce physiologiste, s'étant soumis pendant huit jours à une alimentation composée exclusivement d'œufs, constata, le cinquième jour, un précipité albumineux dans ses urines. Une grande faiblesse et des vertiges furent les symptômes de cet état anormal (Tessier, *thèse sur l'urémie*, 1856).

Hammond a constaté le même fait sur lui-même au bout de cinq jours. Cl. Bernard trouva de l'albumine dans ses urines, après l'ingestion de six œufs crus (Lorain).

Dans ces cas, le passage de l'albumine dans les urines n'a rien d'extraordinaire; ce fait est analogue à ce qui se passe après une alimentation sucrée ou après l'ingestion du bouillon à jeun. Alors, on observe dans les urines du sucre ou de la gélatine. Ce dernier fait fut constaté par Morichini. D'après lui, l'urine contient de la gélatine et de l'osmazone quand on a pris du bouillon à jeun (Burdach, *loc. cit.*, tome VIII, page 336). Ces faits s'expliquent de la même façon; c'est-à-dire, en admettant que le sérum, chargé d'une grande quantité de l'une ou l'autre de ces substances, en laisse passer une partie avec les urines.

Chez les albuminuriques, on a remarqué qu'après une alimentation azotée l'albumine augmentait dans leurs urines (Gluber, *Mémoires de la Société de biologie*, 1857). Il n'y a rien là d'extraordinaire. Si la tension du sang est toujours assez prononcée pour amener la transsudation des éléments du sérum, il est

évident que la sérosité épanchée sera d'autant plus
chargée d'albumine que le sérum en contiendra davantage. L'on sait qu'au début de l'albuminurie, les
urines contiennent plus d'albumine que vers la fin. Il
en est de même de la sérosité qui s'épanche dans les
cavités séreuses. Cela est tout clair ; car, plus le sérum
devient pauvre, moins il peut laisser passer d'albumine ;
plus il est riche, plus il peut en laisser filtrer. Cela
ne prouve pas que l'on soit autorisé à priver les
malades d'aliments azotés, comme on cherchait à le
faire entendre. Que l'on donne aux malades des substances protéiques, et qu'en même temps on les prive
de boisson, je pense que, malgré ce régime, on verra
l'albumine diminuer dans les urines ; c'est du moins
ce que j'ai obtenu dans mes essais.

L'augmentation de l'albumine après un régime azoté
est un fait qui peut paraître en contradiction avec les
idées que j'ai exprimées précédemment au sujet de
l'hydrémie, comme cause de l'hydropisie et d'albuminurie ; mais cette contradiction n'est qu'apparente. En
effet, quoiqu'il soit bien certain, *cæteris paribus*,
que le sang qui contient beaucoup d'eau laisse plus
facilement transsuder une plus grande partie de son
sérum que celui qui en contient moins, cela ne prouve
pas qu'à tension égale le sang plus riche en albumine
ne doive pas perdre une plus grande quantité de ce
principe par les urines. Évidemment dans ces conditions, le sang laissera passer une moins grande quantité de sérosité, mais en revanche elle sera plus chargée d'albumine ; et si ce produit augmente dans la sé-

rosité en proportion plus considérable que la sérosité elle-même ne diminue, il arrivera qu'en somme l'individu rendra plus d'albumine.

Au reste, dans cette étude il faut bien se garder de n'avoir qu'un seul fait présent à l'esprit; on doit toujours se rappeler que la tension vasculaire, l'état du sang, sont des phénomènes qui unissent souvent leur action pour produire le même effet, mais il faut savoir aussi que cela n'est pas toujours nécessaire et que, par exemple, si d'un côté le sang devient plus riche, de l'autre sa tension peut augmenter, de sorte qu'en dernier résultat l'effet commun, c'est-à-dire la sécrétion séreuse, continue.

On a aussi constaté l'albumine chez les diabétiques qu'on soumettait à une alimentation azotée. En 1806, Dupuytren et Thénard ont observé ce fait qui a aussi été remarqué par M. Rayer. J'avoue que je ne tenterai pas de l'expliquer.

CHAPITRE IX.

DES ALTÉRATIONS DU REIN DANS L'ALBUMINURIE.

Dans ce chapitre, je vais seulement m'occuper des lésions qui sont pour les auteurs le caractère anatomique de la prétendue maladie de Bright. Quant aux diverses autres altérations, telles que l'inflammation, la contusion, le cancer, etc. etc., qui amènent quelquefois l'albumine dans les urines, il n'y a pas lieu de s'en occuper.

D'après ce que j'ai exposé précédemment, je crois

avoir démontré que l'albuminurie n'était point un phénomène spécial au rein, mais qu'elle était complétement analogue soit aux hydropisies, soit aux sé-crétions séro-plastiques, ou aux hémorrhagies. Je crois avoir également prouvé que ses causes étaient iden-tiquement les mêmes que celles qui produisent ces derniers phénomènes. Cette démonstration faite, il il n'y a pas à admettre de lésion spéciale du rein, soit néphrite albumineuse, soit altération granuleuse, pour expliquer l'albuminurie et l'hydropisie. Cela ne veut pas dire que la sécrétion de l'albuminurie se fasse sans qu'il se soit manifesté aucune modification dans les propriétés du rein; mais ces modifications n'ont rien de spécial, et parmi elles, s'il en est une, telle que la congestion, qui doive être considérée comme cause immédiate de l'albuminurie, il n'en est pas de même des altérations consécutives qui me paraissent devoir être placées sur le même rang que le trouble fonction-nel et dépendre directement de la même cause, c'est-à-dire de la congestion.

Depuis longtemps, divers auteurs, tels que Aetius, Fernel, Hesse, Heurne, Bonnet, Morgagni, Lieutaud, Frank, Portal, avaient trouvé les reins altérés dans les hydropisies. Van Helmont, Lazare Rivière, établis-sent même, bien entendu sans en donner la preuve, que les hydropisies sont souvent l'effet d'une maladie des reins. A une époque plus rapprochée de nous, Barbier, d'Amiens, et M. Andral ont aussi cité quel-ques cas d'altération granuleuse de ces organes coïnci-dant avec des infiltratious et épanchements séreux. Puis, viennent les travaux dont nous avons parlé au début de ce sujet et qui ont eu pour but de placer les lésions rénales au premier rang. Ce sont ces lésions qu'il s'agit d'examiner et auxquelles il faut faire jouer leur véritable rôle.

Les altérations des reins n'étant pas identiques à toutes les époques de la maladie, ni chez tous les sujets, les auteurs ont établi dans leur ensemble des degrés, des divisions. Dans la crainte de s'imiter, il va sans dire qu'ils ont varié sur le nombre de degrés, chacun suivant ses dispositions d'esprit. Généralement on adopte la division de Martin-Solon qui a fait cinq degrés. Dans le premier se place la congestion des reins; dans le deuxième, outre l'augmentation de volume, l'injection, la substance corticale n'a plus une coloration uniformément rouge, elle présente par places une coloration d'un jaune pâle, sensible à la surface comme à l'intérieur et qui lui donne un aspect marbré. Dans le troisième degré, les reins sont toujours volumineux; la substance corticale offre dans son ensemble une coloration d'un jaune pâle qui tranche brusquement avec celle de la substance tubuleuse qui est toujours d'un rouge vif; de plus elle est imperméable aux injections les plus fines. Au microscope, on trouve les tubes urinifères obstrués par une substance finement granuleuse. Dans le quatrième degré, les reins présentent à la surface de petits corps arrondis d'un blanc laiteux, ressemblant à des grains de semoule. C'est la *texture granulée des reins* décrite par Bright. Dans l'intérieur de la substance corticale, ils apparaissent sous la forme de lignes irrégulières, comme floconneuses, qui semblent se continuer avec les stries divergentes des cônes tubuleux (Rayer). Dans le cinquième degré, les reins peuvent être plus petits ou plus volumineux que dans l'état sain; ils sont indurés, quelquefois déformés; leur surface est inégale et mamelonnée. On n'observe pas souvent de granulations à leur surface; mais on en trouve dans l'épaisseur de la substance corticale (Rayer). Ce même auteur a intercalé un degré entre le quatrième et le cinquième de Martin-Solon. « Je ne puis, dit-il donner une image plus exacte de l'aspect particulier que présentent les reins qu'en disant qu'il semble qu'un grand nombre de petits grains de semoule sont déposés au-dessous de leur membrane celluleuse propre. Ces petits grains bien distincts des sables jaunes qu'on observe quelquefois dans la substance corticale, le sont aussi des petites granulations de lymphe plastique qu'on rencontre accidentellement dans cette espèce de néphrite et dans quelques autres (*Loc. cit.* tome II, page 102).

Tel est l'exposé rapide des lésions qui constituent le caractère anatomique de la prétendue maladie de Bright, ou de la néphrite albumineuse. C'est, comme on le voit, une *vraie hiérarchie rénale*. On y a établi des divisions, des degrés, en un mot, tout un ordre évolutif, comme si vraiment il n'y avait rien de plus simple à voir et à démontrer.

Voyons ce que l'on doit penser du premier degré ou de la congestion.

Tous les localisateurs sont d'accord pour reconnaître qu'au début de l'albuminurie, les reins sont simplement congestionnés. Je veux bien que cette altération ait lieu, je l'admets, et je dis même qu'elle doit exister, sauf les cas du chapitre VIII. Mais qu'y a-t-il de particulier et de spécial dans cette congestion rénale? Est-ce que toute infiltration ou tout épanchement séreux n'est pas précédé de la congestion des vaisseaux qui vont être le siége de la sécrétion séreuse? Est-ce que l'infiltration des membres n'est pas précédée de la congestion de leurs vaisseaux? Est-ce que la congestion pulmonaire ne précède pas l'œdème des poumons? Est-ce que la congestion de la muqueuse intestinale ne précède pas la supersécrétion de cette membrane? Est-ce que nous n'avons pas vu que la cause essentielle de l'infiltration séreuse était la tension du sang dans les vaisseaux? Or, l'augmentation de la pression vasculaire ne peut avoir lieu sans hypérémie. Eh bien! alors que dans tout l'organisme on voit la congestion des vaisseaux précéder et causer la sécrétion séreuse, pourquoi la même altération n'existerait-elle pas dans le rein? Et, puisqu'elle existe, pourquoi vouloir en faire quelque chose de particulier? Pourquoi vouloir la regarder comme une congestion spéciale, en disant qu'il ne faut pas la confondre avec les congestions ordinaires? Que signifient ces distinctions arbitraires, que l'on veut nous faire faire quand même, sans pouvoir nous donner le moindre caractère différentiel? Que l'on abandonne donc ces prétentions que rien ne justifie, et que l'on prenne les faits tels qu'ils se présentent, sans les torturer de toutes les façons pour les accommoder à un caprice intellectuel, et que l'on se rappelle ce précepte de Bacon : *Natura non imperatur, nisi parendo.*

La congestion des reins ayant lieu, il va sans dire que ces organes seront plus volumineux, plus pesants et plus rouges. L'augmentation de volume peut se reconnaître pendant la vie au moyen de la percussion. On l'observe surtout après l'ingestion d'une grande quantité de boissons, ainsi que l'a démontré M. Piorry; mais il n'y a pas seulement que ces organes qui augmentent ainsi; sous l'influence des mêmes causes, on voit le cœur, le foie, la rate se dilater. Il suffit de faire prendre à un sujet quelques litres de liquide pour constater une augmentation de volume de tous les organes. Plusieurs fois j'ai fait cette expérience, qui m'a toujours conduit aux mêmes résultats. Dans ce degré, on rencontre à la surface des reins, ou dans leur épaisseur, un pointillé rouge qui est l'indice d'un léger épanchement de sang. Cet épanchement n'a pas lieu, comme on l'a dit, dans les glandules de Malpighi, mais dans les tubes urinifères (Kolliker). Les reins examinés au microscope, on voit les tubes urinifères dépouillés de leurs cellules épithéliales. Ces cellules s'accumulent quelquefois dans l'intérieur des *tubuli.* Dans cette lésion, qui peut être quelquefois l'effet des altérations cadavériques, il n'y a rien de particulier; le même phénomène s'observe à la surface de la peau ou des muqueuses, lorsqu'il se fait une exsudation séreuse sous l'épiderme ou sous l'épithélium.

Lorsque l'albuminurie dure depuis longtemps ou

que le sang est déjà appauvri, l'aspect des reins
change, ils sont pâles; il semble qu'on a poussé dans
leur intérieur une ingestion d'eau. Évidemment cette
couleur est la conséquence de l'état du sang qui les
pénètre. Il ne faudrait pas voir dans cette altération
le troisième degré de la maladie de Bright, comme on
l'a vu faire par des médecins peu familiarisés, il est
vrai, avec les études anatomo-pathologiques.

Les auteurs qui ne veulent pas faire, avec raison,
de l'albuminurie le symptôme d'une affection spéciale
des reins, nient que la congestion précède la sécrétion
albumineuse, sous prétexte que cette congestion existe
quelquefois sans qu'il y ait de l'albumine dans les
urines; ils en font une lésion secondaire, consécutive
au trouble fonctionnel. C'est une erreur. De ce qu'il
y a des congestion sans albuminurie, cela ne veut pas
dire que, dans la généralité des cas, cette lésion ne
précède et ne soit la cause de la sécrétion albumineuse. Et il est bon de faire observer à ceux qui n'ont
pas l'air de s'en douter, qu'il ne suffit pas que la congestion rénale existe pour que l'albuminurie se produise, mais que, de plus, il faut qu'elle arrive au
degré nécessaire à la transsudation des éléments du
sérum ?

Quant à la congestion secondaire, telle que l'a ex-
pliquée le Dr Jaccoud, c'est une pure hypothèse; il n'est
pas nécessaire de se perdre dans des interprétations
hasardées pour démontrer l'inanité de la maladie de
Bright; il suffit de prendre les faits tels qu'ils se présentent, et sans peine l'on arrive à conclure que cette

entité morbide doit être rayée du cadre nosologique.

Si l'on examine les lésions qui succèdent à la congestion rénale, on voit qu'il n'y a pas de raison pour leur attribuer l'albuminurie. En effet, de l'aveu même de ceux qui leur accordent tant de pouvoir, ces lésions n'existent jamais au début de l'affection. Or, on peut déjà conclure qu'elles ne sont pas nécessaires à la sécrétion albumineuse. Et, lorsqu'elles se sont manifestées, il n'y a plus de motifs pour leur attribuer l'albuminurie, attendu que les causes primitives qui avaient produit cette sécrétion se perpétuent tout autant que dure le malade ou la maladie, où sont remplacées par d'autres, telles que l'hydrémie. Bien plus, on voit l'albuminurie disparaître, alors que les lésions rénales persistent. (Voir l'*Observation* de M. Tardieu, chapitre III.)

Comment faut-il expliquer les altérations rénales qui succèdent quelquefois à la congestion de ces organes ? Les auteurs qui admettent que le trouble fonctionnel est primitif, soutiennent, et entre autres Graves, que c'est l'albumine qui se coagule dans les tubes urinifères qui est la cause principale de ces altérations. Je crois qu'il n'est pas raisonnable d'attribuer une telle action à la sécrétion albumineuse, attendu que l'albumine ne se coagule pas ainsi dans l'organisme.

L'auteur qui me paraît avoir le mieux interprété les lésions rénales consécutives à la congestion est Frérichs. Il les considère comme la conséquence de l'hyperémie, c'est-à dire de l'exsudation de lymphe plastique qui a lieu dans l'épaisseur des reins et surtout dans les tubes urinifères, par suite de la tension vasculaire.

Cette exsudation de lymphe plastique se fait non-seulement dans ces organes, mais aussi dans d'autres parties de l'organisme. Ainsi on a vu des cas d'anasarque dans lesquels le tissu cellulaire était infiltré par ce produit. M. Bouillaud rapporte une observation de ce genre. Au premier abord, ces altérations peuvent paraître différentes lorsqu'on les compare dans des organes divers, mais cette différence n'est qu'apparente et liée simplement à la texture de ces organes.

Pour celles qui constituent le 4ᵉ, 5ᵉ, 6ᵉ degré des auteurs, c'est-à-dire la texture granulée de Bright, doivent-elles être considérées comme consécutives aux 2ᵉ et 3ᵉ degrés? Je ne le crois; je pense qu'il n'y a aucune raison pour établir cette succession évolutive. D'ailleurs les micrographes ont démontré que ces granulations ne sont pas dues à une exsudation plastique, mais qu'elles sont formées par des amas de cellules épithéliales. Au reste, l'étude de ces dernières lésions demandant l'exposé de nombreux détails. je renvoie à la thèse de M. Lorain qui a fait connaître les beaux travaux de Frerichs et au mémoire de M. Ch. Robin sur l'*épithélioma* du rein (*Gaz. des hop.*, 1855). Tout incomplet qu'est ce chapitre, je crois qu'il concourt suffisamment à prouver les propositions que j'ai émises.

CHAPITRE X.

QUELQUES MOTS SUR LE TRAITEMENT DE L'ALBUMINURIE
ET DE L'HYDROPISIE.

En commençant ce travail, je n'avais pas l'intention
de parler du traitement; mais, comme c'est la chose
la plus importante qui doive résulter de l'étude à laquelle je me suis livré, j'ai pensé qu'il est utile, je dirai
même nécessaire, d'attirer l'attention des médecins
sur ce point, d'autant mieux, que tout ce que l'on a
dit à ce propos dans l'histoire de la maladie de Bright
dénote souvent l'empirisme le plus désespérant.

Parlerai-je de tous les médicaments que l'on a van-
tés contre elle?

Tout le monde sait qu'une fois cette entité morbide
créée, on ne tarda pas à voir les remèdes arriver en
foule pour la détruire. Les empiriques, toujours très-
prévenants, se sont empressés d'apporter leurs spéri-
fiques : cantharides, térébenthine, nitre, scille, digi-
tale, raifort, pariétaire, mercure, fer, café, genêt,
tannin, acide azotique, urée, et enfin tous ceux que
j'oublie, figurent dans leur catalogue. Chacun d'eux
eut ses jours de gloire; chacun d'eux eut au moins,
dans les journaux, quelques articles en sa faveur. Mais
tous finirent par se lasser de la lutte pathologique, ou
plutôt, les médecins sérieux se lassèrent de les employer sans succès et reconnurent que la maladie de
Bright, une fois passée à l'état chronique, était le plus

souvent incurable : ce qui veut dire, en d'autres ter-
mes, qu'une fois qu'on ne la guérit pas au début, ou
qu'elle ne se guérit pas d'elle-même, c'en est fini ; l'art
est le plus souvent impuissant.

Cependant, il ne faut pas croire que tous les médicaments que je viens de citer soient abandonnés. Oh
non ! Les polypharmaques sont là pour les employer.
Se faisant gloire d'une expérience qu'ils n'ont jamais
eue, croyant avec un respect superstitieux tout ce qui
a été dit, ne se souciant guère de délibérer sur leurs
actes, ils arrivent auprès de leurs malades, et, avec la
gravité de profonds penseurs, ils prescrivent modificateur sur modificateur, espérant toujours, que si
l'un se repose, l'autre agira. Rien ne leur fait ouvrir
les yeux ; en vrais automates, ils tiennent la même
conduite à partir du commencement de l'année jusqu'à la fin. Ils ordonnent, toujours avec la même con-
fiance, et toujours avec le même insuccès. Ce sont
vraiment des maîtres très-commodes à servir que ces
médecins qui envoient les médicaments se promener
dans l'organisme, sans savoir où ils iront et ce qu'ils
feront. C'est bien le cas de dire avec Roger Bacon :

Medicamentorum varietas ignorantiæ filia est.

Non-seulement, on trouve des médecins traitant
l'albuminurie de la façon la plus empirique ; mais,
chose tout aussi ridicule, il en est qui sont encore à
la recherche d'un spécifique ; d'autres ajoutent, avec
une naïveté qui leur fait honneur, que probablement

on ne le trouvera pas. Il me coûte de troubler dans leur illusion ces hommes aussi bien inspirés; néanmoins, je ne puis passer sans leur dire qu'ils me font l'effet de ces anciens alchimistes cherchant la pierre philosophale.

Évidemment, la conduite des uns et des autres ne peut aboutir à aucun résultat avantageux. Elle dénote une ignorance complète des phénomènes morbides qu'elle veut détruire, et devient essentiellement nuisible à la science qu'elle veut servir. On pourrait, jusqu'à un certain point, tolérer l'aveuglement de ceux qui ordonnent ou cherchent le spécifique de l'albuminurie, si ce phénomène était toujours la conséquence des mêmes causes, comme, par exemple, la vésicule et son sillon sont la conséquence de l'acarus. Mais, comme l'albuminurie est le résultat de causes bien différentes, quant à leur siége et à leur nature, il va de soi que le traitement doit varier avec les phénomènes qui l'ont produite et se trouver en rapport avec eux.

Dans le cas qui m'occupe, comme dans toute autre affection, agir sur ce que l'on voit, prévenir ce que l'on prévoit, tel doit être le but du médecin. Or, comment le remplir? Est-ce en sachant qu'un malade a une maladie qui porte tel nom? Est-ce en sachant qu'au nom de cette maladie se trouve accolé tel traitement, comme cela se voit dans les formulaires, par exemple? Oh non! cent fois non! L'observation de tous les jours nous prouve trop bien que, parmi les maladies qui portent le même nom, il en est bien peu qui se ressemblent sur les malades lorsque l'on envisage les phénomènes qu'ils éprouvent, et qu'on les considère sous tous leurs rapports. Se préoccuper de donner un nom aux souffrances d'un malade, et puis, croire que tout ce qui porte le même nom est la même chose et doit être traité de la même manière, est une conduite qui n'est que trop fréquente parmi bon nombre de médecins, et c'est en même temps une erreur des plus graves et des plus funestes.

A mon avis, le traitement d'une maladie quelconque doit dériver de l'analyse des phénomènes qui la composent ; de l'établissement des rapports qu'ils ont soit entre eux, soit avec le milieu ; de ce discernement et de cette perspicacité qui font saisir quels sont parmi ces phénomènes, ceux qui tiennent les autres sous leur dépendance, ceux qui paraissent les plus importants au point de vue de la terminaison, ceux sur lesquels il est le plus facile d'agir avec succès ; et enfin, du choix de tel ou tel modificateur dont l'action physiologique sera connue par les expériences et par l'observation. Ce n'est que d'une telle étude qu'apparaît ce que l'on appelle l'*indication*, et ce n'est que lorsqu'on l'a saisie que l'on peut agir avec sûreté. Toute autre manière de procéder était bonne pour un autre âge, alors que n'ayant que des notions bornées sur l'homme et le milieu, on éprouvait le désir, louable sans doute, de soulager l'être souffrant en lui administrant au hasard un remède quelconque. A présent, avec nos connaissances. une telle conduite n'est plus permise ; et si on lui doit une découverte utile, ce n'est pas une raison pour la continuer, car on lu doit mille erreurs, et l'on devient cause de la perpétuité de cette nuée de charlatans, dont l'une des principales causes d'existence se trouve dans l'exemple que leur donnent des médecins. Que ces derniers apprennent donc à haïr l'empirisme ; qu'ils fassent donc leurs efforts pour sortir de cette caverne où l'on frappe à tort et à travers sans savoir ce que l'on fait ; et enfin, comme l'a dit un rationnaliste, que la médecine s'arrache aux incertitudes de la routine traditionnelle, qu'elle en finisse avec le dieu hasard, à peine de périr, vieille enfant de vingt-trois siècles, dans l'impénitence finale de l'empirisme.

Après ces considérations que j'avais à cœur d'émettre, je vais indiquer rapidement quels sont les principaux moyens qui me paraissent devoir être mis en usage contre l'albuminurie, et contre les phénomènes qui lui sont analogues. Assurément le lecteur ne s'attend pas à me voir faire ici l'apologie de tel ou tel médicament. Il est bien entendu que le traitement de l'albuminurie doit être en rapport avec les causes qui l'ont déterminée ; et comme ces causes sont différentes, il va sans dire que proposer un traitement unique serait chose déraisonnable.

Pour l'albuminurie déterminée par des obstacles à la circulation, on devra s'adresser aux lésions qui gênent le cours du sang. Je ne puis entrer dans l'étude de tous les moyens que l'on peut opposer à ces lésions ; seulement, je dirai d'une manière générale que les larges inspirations auront souvent une grande utilité en favorisant la circulation veineuse. Outre qu'elles auront l'avantage de diminuer le volume du foie qui peut être cause de l'obstacle, elles agiront aussi sur les reins. Tout le monde connaît les expériences de Barry qui démontrent l'influence de l'inspiration sur le mouvement du sang dans les veines. Cependant, en général, on croit que cette action inspiratrice ne s'exerce que dans le voisinage du thorax, où les troncs veineux sont maintenus béants par des plans aponé-vrotiques, ainsi que le fait remarquer P. Bérard (*Archives générales de médecine,* 1830), et l'on pense qu'à une certaine distance de la cavité thoracique, les veines s'affaissent au moment de l'inspiration par suite de la pression atmosphérique, et arrêtent ainsi le cours du sang. Ces raisonnements me paraissent en désaccord avec ce que démontre l'observation. Si l'on fait placer sur un plan horizontal un sujet dont les veines sous-cutanées soient saillantes, et que l'on examine avec attention celles de l'avant-bras, par exemple, on les voit immédiatement s'affaisser au mo-ment où le sujet fait une large inspiration. Cette ex-périence, facile à répéter, prouve sans réplique que l'action inspiratrice du thorax s'exerce aussi dans les veines qui sont éloignées de cette cavité. A ce fait j'en ajoute d'autres. Un sujet étant placé sur les coudes et sur les genoux, je limitai, au moyen de la percussion, l'extrémité supérieure des reins, je l'enga-geai à pousser aussi longtemps que possible. Au moment où il cessa, je trouvai la limite supérieure de cet organe 1 centimètre et demi au-dessus de la pré-

cédente. Après quelques grands mouvements inspirateurs, le rein diminua de 2 centimètres, de sorte qu'il
devint plus petit qu'il n'était avant que je fisse sus-
pendre la respiration de cet individu.

Ce que je dis pour le rein, je l'ai observé pour la
rate. Cet organe augmente de volume lorsque l'on fait
des efforts, et il diminue par les larges inspirations.
Cette diminution est surtout sensible lorsqu'il y a congestion. Alors, je l'ai vu perdre plus de 3 cent. dans son
diamètre vertical. Dans ce dernier cas, il est clair que
la respiration n'a pas une action directe sur la rate
comme sur les reins, et que ce n'est qu'en favorisant
la circulation du foie qu'elle agit sur l'organe splé-
nique.

Outre les grands mouvements inspirateurs, donnés
comme moyen général, les vomitifs seront aussi des
agents avantageux, lorsque l'albuminurie reconnaît
pour cause une affection pulmonaire.

Si l'albuminurie était causée par l'action du froid,
le premier soin serait d'éviter de nouveau cette influence, de le soustraire à l'action de l'air humide, et
de placer le malade dans un lieu où la température
ne varie guère au-dessous ou au-dessus de 15°. On ne
saurait apporter trop d'attention à l'exécution de ces
soins, qui ont plus d'importance que ne sont disposés à leur en accorder les malades, qui s'imaginent
que le froid n'a d'action, que lorsqu'ils en sentent
l'impression.

Lorsque l'albuminurie et l'hydropisie se sont manifestées, soit qu'elles succèdent à l'action du froid, ou

à la pléthore, ou à l'hydrémie, ou aux boissons alcooliques, la chose importante à prescrire, celles qui
doit primer toutes les autres, c'est *la privation absolue des boissons.* Le médecin doit faire tous ses efforts
pour que cette prescription soit exécutée avec rigueur; car je suis persuadé que, par ce traitement
négatif, on arrivera à guérir un grand nombre d'albuminuriques voués à une mort certaine.

Sur les six cas où j'ai fait suivre la diète des boissons, j'ai obtenu cinq succès complets; et encore le
sixième ne peut pas être compté comme un insuccès,
attendu que j'avais obtenu une amélioration remarquable, et que l'individu n'a commencé à aller plus
mal, que lorsque, pour un motif ou pour un autre, il
a continué de nouveau à boire de la tisane. On cal-
mera la sensation de la soif par l'usage du sucre, de
la gomme, ou par un citron.

En appliquant ce traitement à l'albuminurie, je n'ai
fait rien de neuf, les anciens avaient employé la diète
des boissons pour guérir l'hydropisie, et sans connaître l'albuminurie, on peut dire qu'ils la traitaient
mieux que la plupart des médecins de nos jours. Ainsi,
il y a vingt siècles qu'un poëte, Horace, indiquait ce
traitement dans ces vers :

> Crescit indulgens sibi dirus hydrops,
> Nec sitim pellit, nisi causa morbi
> Fugerit venis et aquosus albo
> Corpore languor.

Cependant, quelque rationelle que soit cette conduite, elle n'est pas généralement approuvée. On voit des médecins gorger leurs malades de tisane diurétique et sudorifique, dans le but de les faire uriner ou suer.

C'est là une détestable pratique, qui jure avec l'observation et le sens commun. On reconnaît que l'hydrémie cause l'hydropisie, et malgré cela on donne à boire aux malades, sous prétexte que la privation de boissons n'a aucun avantage, et que c'est ajouter le tourment de la soif à un autre.

L'on fait prendre, par exemple, 2 litres de tisane, l'individu en rend 1 litre ou moins par les excrétions, et puis l'on est satisfait.

On dit : « le malade a bien sué, bien uriné, » — Funeste inconséquence !

Toutefois, hâtons-nous de dire que tous les médedecins ne suivent pas cette dangereuse pratique, M. Piorry, entre autres, conseille la privation des boissons dans l'albuminerie ; et ici comme ailleurs, en se conformant aux indications vraies et rationnelles, il rend service à la science (*Traité de médecine pratique*, tome V.)

Outre la diète des boissons, il est aussi de la plus grande importance de soumettre les malades à un régime nutritif, et de bannir toute alimentation végétale. Les raisons que l'on a données en faveur de cette dernière alimentation sont tout à fait spécieuses.

En terminant, j'ajouterai quelques mots sur deux moyens de traitement qui jouissent d'une certaine vogue, je veux dire la saignée et les purgatifs. La saignée pourra être utile si l'individu est pléthorique ; mais il faudra, après l'avoir pratiquée, redoubler de vigilance pour que le malade soit privé de boissons : s'il buvait en effet, le sang serait bientôt, par l'absorption, revenu à sa quantité normale, mais avec un déficit funeste de ses principes albumineux.

Quant aux purgatifs, aux drastiques surtout, ils doivent être généralement proscrits : car, s'ils déterminent une perte d'eau, ils éliminent en même temps une certaine proportion d'albumine dont la réparation est plus difficile que celle de l'eau, d'où résulte l'appauvrissement du sang. Deux autres effets fâcheux des purgatifs, s'ils sont administrés sans discernement, sont de troubler les fonctions digestives, d'agir sur la circulation des reins, de les congestionner, enfin, d'y provoquer ou au moins favoriser les troubles décrits dans un précédent chapitre. J'en dirai presque autant des diurétiques qui me paraissent devoir être employés avec la plus grande réserve, si l'on ne veut pas obtenir des effets opposés à ceux que l'on désire.

Quant aux autres modes d'albuminurie décrits dans les derniers chapitres, le traitement étant en rapport avec les affections qui déterminent cette sécrétion, je crois inutile de m'en occuper ici.

TABLE DES MATIÈRES

Paris. — A. PARENT, imprimeur de la Faculté de médecine, rue Monsieur-le-Prince, 31.